我，不勇敢

不需要總是裝作勇敢，學會傾聽內心的聲音
撥開眼前的迷霧，抗癌路上，勇往直前
終點就是更好的自己

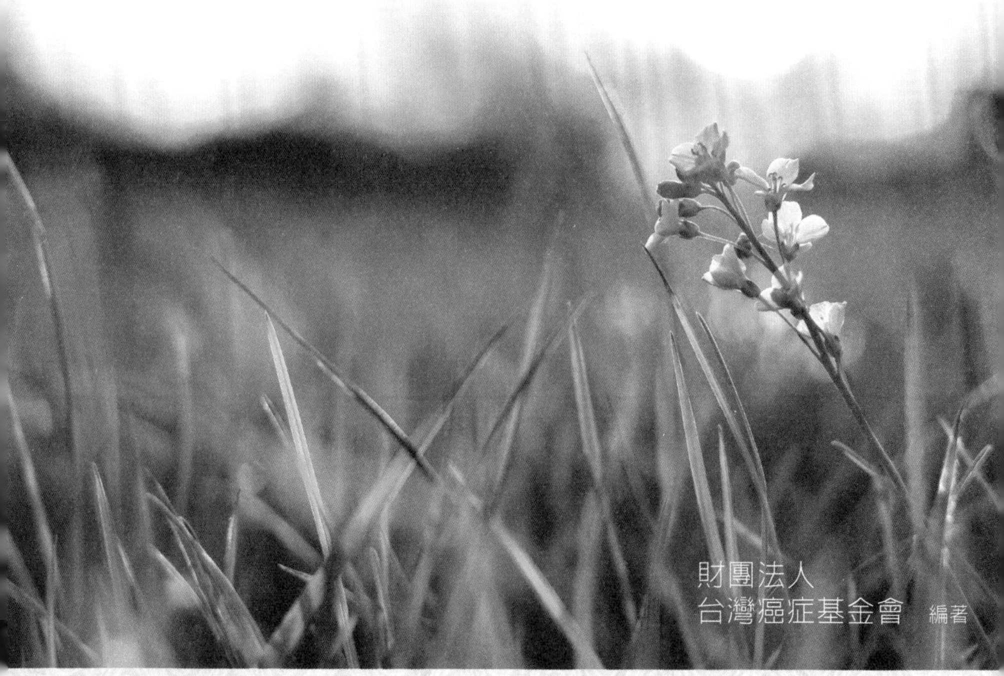

財團法人
台灣癌症基金會 編著

十大抗癌鬥士生命故事
名人抗癌歷程分享

百萬時尚美妝YouTuber **崔　咪**
慈濟大學公共衛生學系兼任教授 **葉金川**

解密精準醫療，個人化抗癌新趨勢

量身打造　個人化的精準醫療
精準治癌　精準醫療檢測及相關治療案例
突破難關　面對精準醫療，台灣可能面臨的挑戰

暖心推薦

陳時中
衛生福利部部長

閻雲
台北醫學大學講座教授暨前校長
中華民國癌症醫學會前理事長

彭汪嘉康
中央研究院院士
台灣癌症基金會副董事長

走過人生的低谷，也許曾經不勇敢
終能揮別抗癌過程的身心煎熬
再展新生

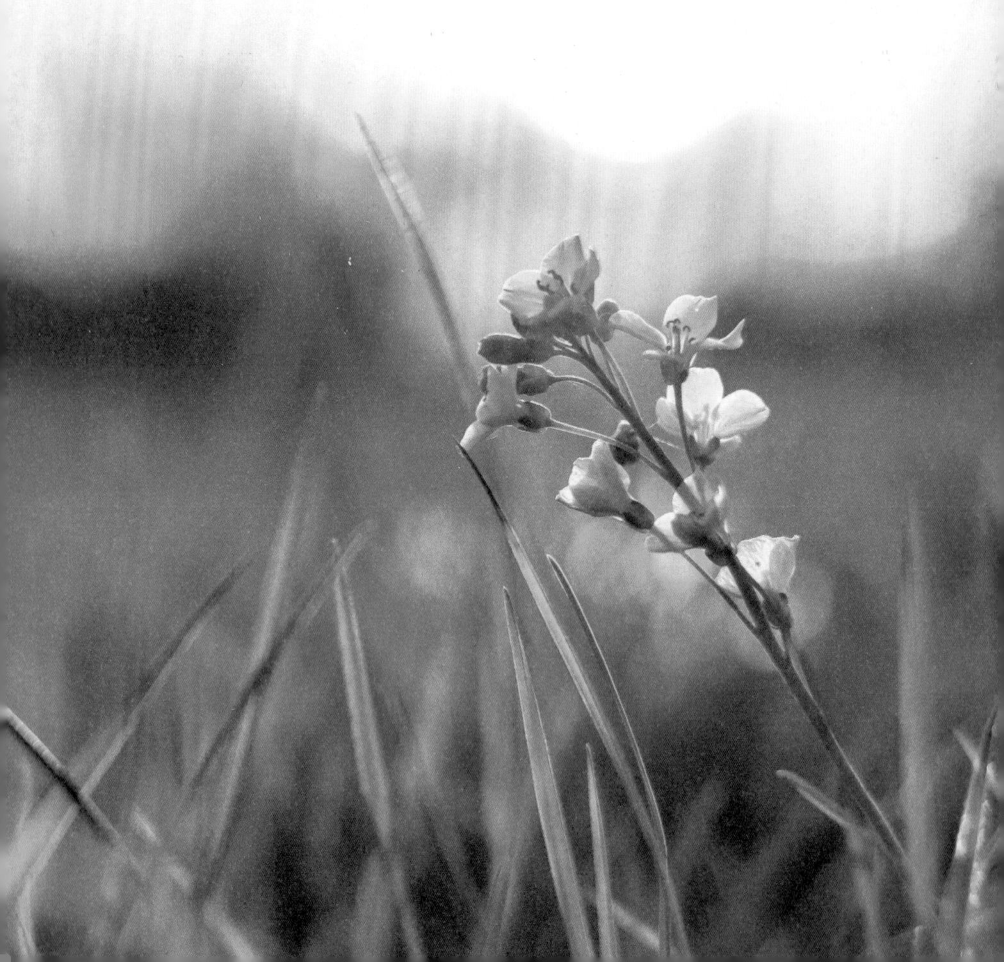

「抗癌鬥士」獎座意涵

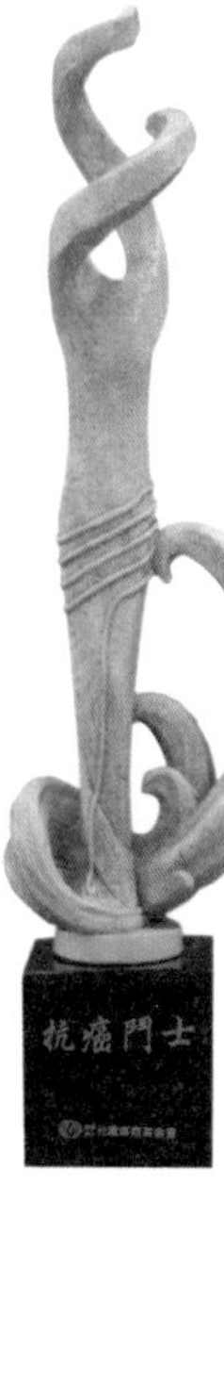

台灣癌症基金會為表達對抗癌鬥士與癌奮戰精神的最高敬意，特請藝術家設計出極富意義且兼具藝術意涵的獎座。

一、主體造型

為聳立於波濤洶湧海浪之中挺拔人像，象徵著癌友堅韌生命力，即使在驚濤駭浪中，仍不畏艱難，昂然挺立，不被擊倒。軀幹纏繞的繩索，寓意著曾被疾病綑綁的身軀，或許曾被病魔所困，卻能與癌和平共處，進而化為點綴生命的註記。主體造型頂部為舞動的雙臂，壯碩而有力，猶如與病魔的搏鬥操之在己，奮力掙脫出癌病的捆綁，舞出最美麗與自信的人生，再度成為自己生命的主人。

二、材質意涵

堅若磐石的材質，象徵堅毅與永恆，猶如抗癌鬥士堅忍不拔與永不放棄的精神。米白素色，象徵重新的生命，任由每位抗癌鬥士自由揮灑，做自己生命的彩繪家。

目次

抗癌鬥士獎座意涵 3

總序　財團法人台灣癌症基金會董事長　王金平 6

編前語　財團法人台灣癌症基金會執行長　賴基銘 8

各界溫暖的祝福 10

名人抗癌經歷　揮別癌症陰影，擁抱人生夢想　崔咪 12

名人抗癌經歷　別只想著病情，而是要過著喜歡的生活　葉金川 16

鬥士篇　歷經人生低谷，邁向新生，十位抗癌鬥士的生命故事

＊頰黏膜癌
找回生命光彩的總鋪師　李世禎 22

＊攝護腺癌
傳遞希望的拆彈專家　沈江諭 28

＊鼻咽癌
放慢腳步，等待黎明的衝浪者　莊明智 34

＊神經母細胞癌／甲狀腺癌
活出生命豐采的奇蹟使者　陳奕丹 40

＊卵巢癌
傳遞勇氣，攜手向前的說書者　陳筠筑 46

※乳癌
不被命運打倒，活出漂亮的人生　陳惠玉　52
※急性骨髓性白血病
再創奇蹟的浴火鳳凰　許智琇　58
※惡性骨肉瘤
用畫筆傳遞力量的畫家　張椀晴　64
※乳癌、肺癌
歷經四次生死的奇蹟人生　榮惠芬　70
※急性前骨髓細胞白血病
注入快樂，逆轉生命的低谷　盧妍蓁　76

專家篇　解密精準醫療，個人化抗癌新趨勢
〔PART 1〕抗癌添新利器，精準醫療開創新局　84
〔PART 2〕精準醫療的起源與應用　96
〔PART 3〕癌症的精準醫療檢測　108
〔PART 4〕癌症的遺傳諮詢　124
〔PART 5〕面對精準醫療，台灣可能會面臨的挑戰　142
〔結　語〕精準醫療的趨勢，治癌也治未病　160

在變化中成長，其實你比想像中更勇敢

每年看著抗癌鬥士專書，都讓我深刻感受到生命的無限張力，這群鬥士們用熱情、行動超越生命的瓶頸，並無私地分享他們的經驗，讓我們更懂得去擁抱對未來的希望與生命的期待。我們都知道癌症治療的艱辛，若非親自體驗，是很難以想像的。細細閱讀書中每位鬥士的故事，看著他們即使經歷病痛，仍不向命運低頭，勇敢面對生命給的考驗，心中除了不捨，更多是佩服。

今年選拔出的抗癌鬥士有年紀輕輕就經歷生死的轉念，有身患多種癌症仍正向看待人生，甚至持續在各處服務奉獻，給予正在抗戰的癌友莫大的鼓勵與支持，金平深刻感受到，書中這群抗癌鬥士完美詮釋了詩佛王維千古傳誦的兩詩句：「行到水窮處，坐看雲起時。」這極富禪意的詩，正說明鬥士們在生命的逆境、絕境時，雖然也曾經不勇敢，難免出現山窮水盡的失落，但他們更選擇不放棄。轉念，心靈可以暢遊寬廣的人生境界；轉念，正是希望的開始。

《我也曾經不勇敢：解密精準醫療，個人化抗癌新趨勢》細細紀錄著「第十四屆十大抗癌鬥士」，從不安、惶恐、無助，直到調適自己的心情後，勇敢面對、積極治療，活出自我生命的價值。期望這些故事的分享，可以傳遞更多的溫暖給正在與癌症奮戰的朋友們，陪伴其勇敢度過抗癌的艱辛，看見心中的希望。

事實上，癌症早已不是絕症，民眾對癌症的認知與篩檢意識逐年提升，使得許多癌症在早期就可以被診斷、治療，也隨著醫療科技的進步，基因檢測與定序技術有更進一步的發展，未來為個人量身打造的「精準醫療」也將成為趨勢。因此，今年主題專欄則規劃「癌症的精準醫療」，邀請多位醫學專家，針對精準醫療的概念與應用，以及延伸議題做分享，期盼能給予正在與癌症奮戰的朋友們，正確的觀念，實在的幫助。

財團法人台灣癌症基金會董事長　王金平

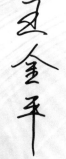

編前語

精準醫療新紀元，個人化抗癌新趨勢

二〇二〇年是充滿挑戰的一年，新冠肺炎疫情在世界各地爆發，對醫界帶來非常大的挑戰，有幸台灣醫療體系運作及應變能力良好，提供優質的醫療照護，讓國人得以安心生活。但這份寧靜得來不易，就像此時我手邊翻閱的抗癌鬥士故事集，輕薄的紙頁承載的卻是投稿者生命的重量，如今看來近似雲淡風輕的豁達，當時卻是字字珠淚的刻骨經歷。感佩所有抗癌鬥士在挫折中勇敢成長，在這場生命的戰役中，不放棄地努力活出更精采的人生。

人類與癌症的戰爭百年之久，甚至更長遠。從一開始人們談癌色變、對癌症束手無策，到利用化放療「好壞通殺」險中求勝，直到標靶治療才逐步邁入「精準」；而近年的醫療科技發達，加上基因檢測技術應用，讓個人化的精準醫療亦臻成熟，更是將癌症治療帶入新紀元，也讓這場無煙硝的戰爭逐漸現出曙光。

一改傳統醫療只能依「一體適用原則」找到合適用藥的病人，「精準醫療」則是以個體化醫療為基礎，替病人盡可能找到對的藥，提升存活率及生活品質。身為腫瘤科醫師，我始終認為醫療應該是協助社會運作，讓社會大眾生活幸福的重要支持機制之一，而「精準醫療」的開展，正是將醫學技術主義回歸人道關懷共識的開始。

基於上述緣由，今年特別安排專家學者於專欄中介紹「精準醫療」，從癌症治療的現況與發展談起，針對精準醫療的檢測、挑戰及未來趨勢等，為癌友一一說明；另一方面，精準治療也可運用於未病，透過基因體定序，協助我們瞭解，遺傳上對某些疾病的相對風險倍數，促使我們在生活中，做出相對應的健康照顧，無論是新知學習或醫療選擇，均為讀者接軌最新癌症治療參考的依據。

十四年了，徵選抗癌鬥士且出版「抗癌鬥士系列專書」成為台灣癌症基金會的年度重點活動，以致敬這群抗癌鬥士，他們經歷過癌症的衝擊、走過人生的低谷，也許曾經不勇敢，但終能揮別抗癌過程的身心煎熬再展新生，也為鼓舞其他正在艱辛奮鬥的生命勇士們，永遠抱持對生命的敬重及熱情。

同時，特別感謝本書應邀撰稿的專家學者們，由於他們對精準醫療的專業及深入淺出的分析，呈現醫界與科技結合在癌症治療領域的最新研究成果，讓本書內容大為增色。期待不管是癌友、家屬，甚或一般民眾，均可在閱讀此書時，得到不同的獲益和啟發。

財團法人台灣癌症基金會執行長　賴基銘

賴基銘

各界溫暖的祝福

陳時中——衛生福利部部長

癌友們堅強面對逆境，戰勝癌症，活出完整的生命故事。

彭汪嘉康——中央研究院院士、
台灣癌症基金會副董事長

抗癌新趨勢就是「精準標靶醫療」，以對的藥品、對的時間、對的劑量，來治療對的病患。

閻雲——臺北醫學大學講座教授暨前校長、
中華民國癌症醫學會前理事長

十位抗癌鬥士的故事激勵人心，本書並提供精準醫療的豐富資訊，無論對癌友或一般大眾，皆是不可錯過的一本指引書。

簡文仁——社團法人中華肌內效協會理事長

十四年前的抗癌鬥士，仍是令人可敬；十四年後的癌症，卻不再令人害怕，為什麼？因為經過多年多人的努力，精準醫療已有個人化解方，只要心存希望、態度樂觀、遵從醫囑，人人都可以是抗癌鬥士！

溫信學——中華民國醫務社會工作協會理事長

當癌症如同不速之客闖入你們的人生，在歷經一番拚搏歷程，克服病症造成的傷痛後，重獲健康與新生。感謝你們願意分享這段艱難生命旅程，讓我們體會到生命韌性與陽光。

蔡惠芳——三軍總醫院社工師／諮商心理師、台灣心理腫瘤醫學學會理事

當我們被書中的故事感動時，我們就成為抗癌鬥士們的見證者，彼此學習，相互照亮！

揮別癌症陰影，擁抱人生夢想

崔咪

二〇一七年的冬季，我確診罹患荷爾蒙型乳癌第三期，因此進行乳房切除手術，接著開始化療。經過兩年多追蹤，二〇二〇年七月進行了乳房重建與淋巴重建。癌友們正在經歷的，我也經歷過，但因為我非常愛美，為了不想掉頭髮影響外觀，甚至曾經拒絕化療……。

可怕的不是死亡，而是沒有目標的活著

療程後，我很快地回到美妝部落客的工作崗位，繼續與大家分享美麗。許多人對於我這麼快開始工作感到訝異，認為癌症病人應該多休息才對，但這並不是我想要的人生！

自從罹癌後，我真切感受到，人生最可怕的不是死亡，而是沒有目標的活著。

還記得醫生看著報告說：「腫瘤已經感染到淋巴了，癌細胞擴散的範圍可能遍及全身。」我一踏出診間，當場忍不住痛哭，以為自己快要一命嗚呼，甚至開始跟先生討論身後事，也開始回顧自己並不算長的人生，想想是否還有什麼遺憾，又是否還有哪些尚未實現的夢想？想過一遍後，很幸運地發現，我已經過著自己想要的生活，工作是興趣，也是夢想。後來，也逐漸發現身邊的人並沒有因為我生病，

或是外觀上發生改變而不再愛我，這是最幸運的事，也讓我更有勇氣面對這場突如其來的考驗。

以前的我非常追求完美，覺得自己必須要夠美夠好，其他人才會喜歡我。為了有更多時間繼續做美妝部落客的事業，也為了我愛以及愛我的人，低落了一陣子後，決定好好地面對這場突發的人生意外。

適當宣洩、良性溝通，家人陪伴成爲抗癌養分

治療開始前，我發揮部落客的專長——資料收集，在資訊發達的時代，網路就是一個很不錯的工具，也有許多為癌症患者成立的網路社團，透過互相交流、經驗分享，都能更有助於提升治療期間的生活品質。同時，我也放心地把自己交給醫療團隊，配合醫師的建議，積極治療，透過閱讀大量的相關資料，以及與醫療團隊的療程安排、溝通，更瞭解病情後，起初得知罹癌的恐慌、擔憂也漸漸平復。

話雖如此，事情卻沒有想像得那麼簡單。我母親看著我因化療受苦，竟然在我面前掉淚，這讓我感到非常自責，但也只能用盡全身力氣擠出笑容安慰媽媽：「我會努力好起來，妳也要堅強！」癌症治療是個很漫長的過程，就像電玩遊戲一樣，一關過完還有一關，家人的陪伴與支持非常重要。

治療期間，我的情緒變得非常不穩定，後來才明白，這是因為荷爾蒙變化所造成，但壓抑情緒也不是個好方法，建議適時表達自己的感受，讓周遭親友瞭解你的想法。在良性的溝通下，家人的陪伴與支持也是抗癌歷程中非常重要的養分。

現在的我，更珍惜當下

療程結束後，順利回到原本的工作崗位，但你說生病之後有沒有什麼改變？當然有，我發現生命真的好脆弱，我們永遠無法預測明天會發生什麼事，所以我不再成天陷入「復發」的擔憂之中，而是把焦點放在自己喜歡的事情上，讓每一天都可以充滿盼望。

療程結束後，我並沒有改變自己愛美的信念，只是在罹癌之後，對於美的定義有所不同，也更感受到，只要覺得舒服與自在，就是「美麗」。後來，我也拍了很多治療期間相關主題的影片，除了與大家分享我的抗癌歷程、分享自從外觀發生變化後，如何打扮，才能讓自己看起來更有精神等內容，也收到許多病友及家屬的回饋，表示這給了他們很大的鼓勵。

乳癌會讓外型與身材有所改變，對年輕女性來說，心情難免會產生影響，但我想說的是，現在醫療科技越來越進步，相信自己、調整好心態，也相信你的醫療團隊，不要因為癌症放棄自己想做的事，有了作夢的勇氣，也將會更有動力面對治療期間的挑戰。

所以，當有人問我：「罹癌之後，妳有什麼改變呢？」

我會回答：「現在的我，更珍惜當下。」

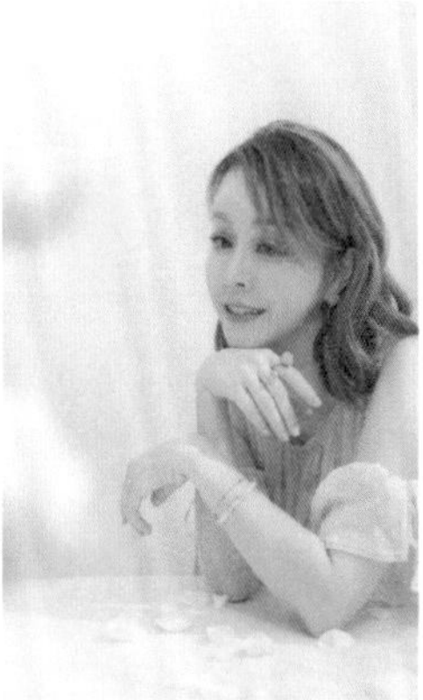
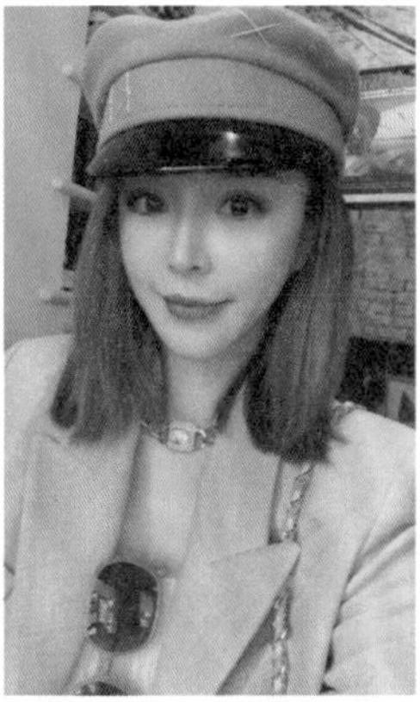
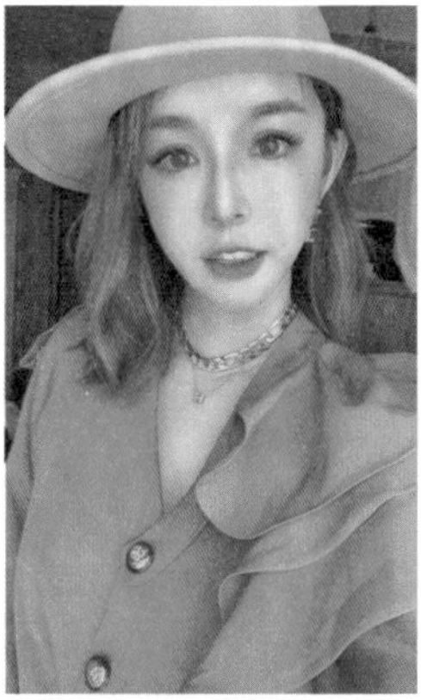
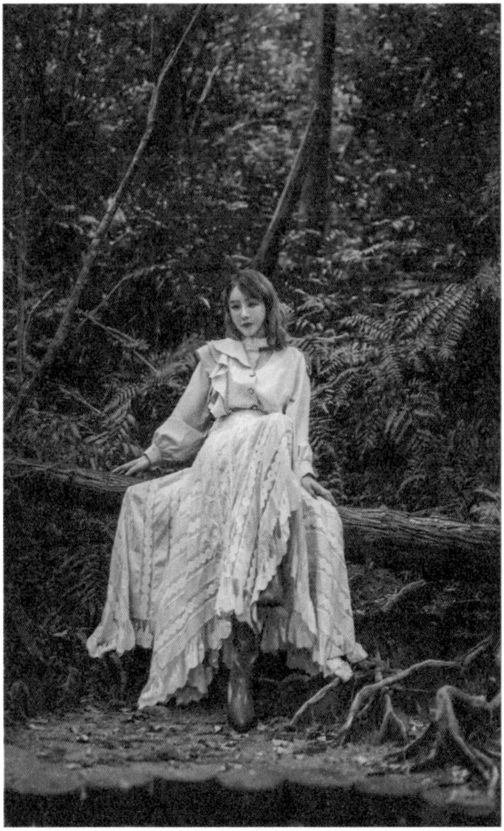
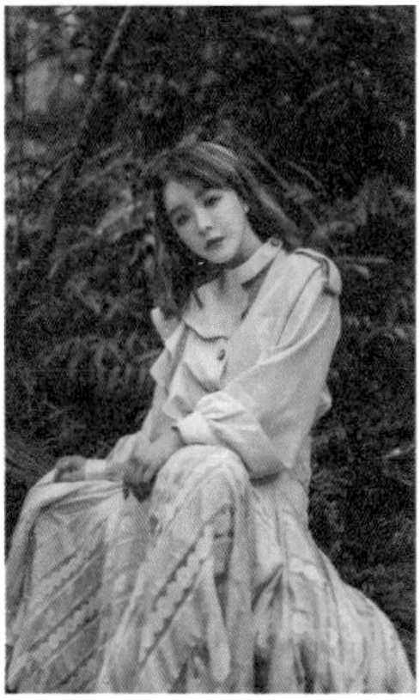
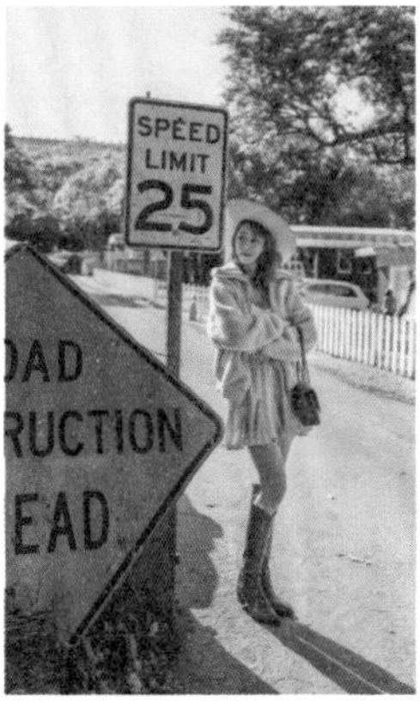
SPEED
LIMIT
25

別只想著病情，而是要過著喜歡的生活

葉金川

一般人可能聞癌色變，我反而覺得自己很幸運。淋巴癌早期沒有明顯症狀，通常一發現就是末期，而我的淋巴塊就長在眼皮上，因此，我可以及早發現、及早治療。

皮膚癌屬於基底細胞癌，增生速度慢，也因為是初期，只要將腫瘤切除，療程就結束了，遇見那麼多幸運的我，現在面對淋巴癌的復發，除了積極面對、治療，我也好好地過著生活。

把握時間，培養興趣嗜好

癌症其實沒有那麼可怕，一般人之所以感到害怕，是因為對治療效果、副作用的未知，因為自身具有醫學背景，確實比一般人少了莫名的恐懼，但並非完全不擔心。

我在二〇一四年診斷出淋巴癌第二期，經歷放射線治療、標靶治療，病情趨於穩定後，沒想到二〇一九年又發現皮膚癌，接著又於今年年初（二〇二〇）淋巴癌復發，目前正在進行化療和標靶治療。

罹癌之前，我一直實踐著趁身體還很健朗時，好好度過每一天，趁著不用臥床，讓每一天都過得充實。罹癌之後，我更加領悟到，即使生病了也要讓日子過得五彩繽紛。所以，儘管化療會產生下肢水腫、疲憊、易喘、皮膚過敏等副作用，多少會影響日常生活，但我還是照樣旅行、四處演講。

很多人看到我經常旅遊，常常問我：「你得了癌症，怎麼還可以常常出國，或是做一些冒險活動？」「如果生病了，還天天關在家裡，病情不是反而更嚴重？」況且，增強免疫力最好的方法就是運動、保持心情愉快、生活規律、吃好睡好。

因為喜歡登山，即便到了七十歲仍然樂此不疲，每天早上都到登山步道健走一到兩個小時，一步一步走在步道上，吸收著周遭的芬多精，感受著陽光灑落的溫暖，再次深刻感受到自己多麼地幸福。

運動是失能的剋星，導致長年臥病、臥床的危險因子中，除了衰老，其他像是肌少症、跌倒、中風等等，都可以靠運動來加以預防。

罹癌之後，學會向前看

除了把握現在，也要學著往前看，不要總是想著過去，也不要自責。過去做了（或沒做）什麼已經不重要，你該在意的是現在要做些什麼！

「把握時間對癌症病人特別重要！」在演講時，我對癌友說。

我選擇把握現在，並且規劃能力範圍做得到的事。例如有一天，我正巧看到電視上正在介紹金針花季，轉身就拉著太太開車出發，在前往的路途中才開始訂民宿。

許多人對於我的行動力都感到驚訝，對一名罹癌的患者來說，應該會想很多而躊躇不前，我卻即知即行，因為不知道下次金針花盛開時，還有沒有機會親眼目睹。

此外，我認為生活與治療可以同時進行，控制高血壓或糖尿病，我們會定時服藥、按時檢查，癌症也是一樣，積極配合醫療團隊的療程安排，其他就不用太過擔心。即使有些癌症會造成身體功能缺損，或需要比較長時間的復健，但換個角度想，只要治療及復健完成，又可以重新享受生活，我相信你會更有勇氣面對接下來的挑戰。

對於多數癌友來說，還有另一個很難克服的心理障礙，總是會不斷揣測自己做的治療到底有沒有效果？腫瘤是不是真的已經消失了？就如同前面所言，之所以焦慮，多半來自於對癌症治療的未知。

身為一名樂觀主義者如我，對於這次的復發沒有很大的失落感，反而是平靜地繼續治療，在第三次化療時，曾經做了一次檢查查看腫瘤的情況，若是有效，就繼續以相同方式治療；若是無效，醫師就得評估是否換藥治療，直到有成效為止。

醫學技術越來越進步，癌症治療也是，要有信心，相信你的醫生，相信你的病會好。這句話聽起來好像過度樂觀，甚至令人存疑，但至少這會讓日子過得更放鬆、更愉快。

祝福大家，在未來的日子裡，過得更加精采！

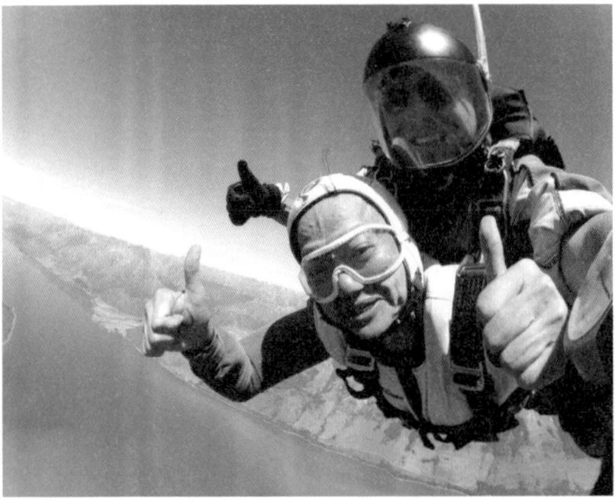

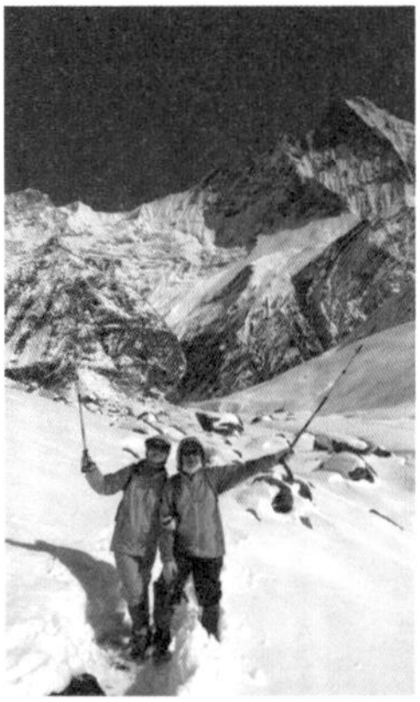

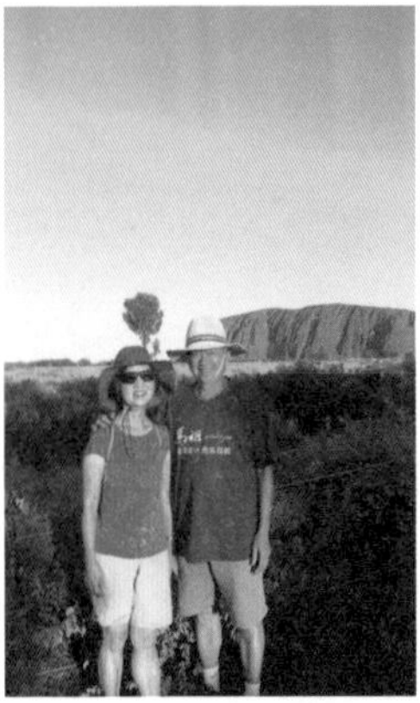

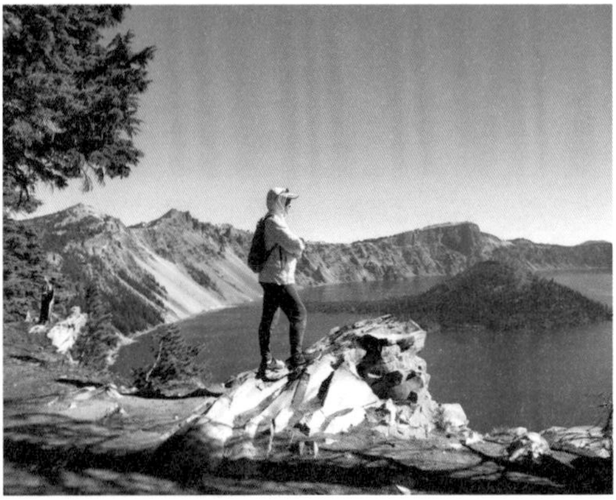

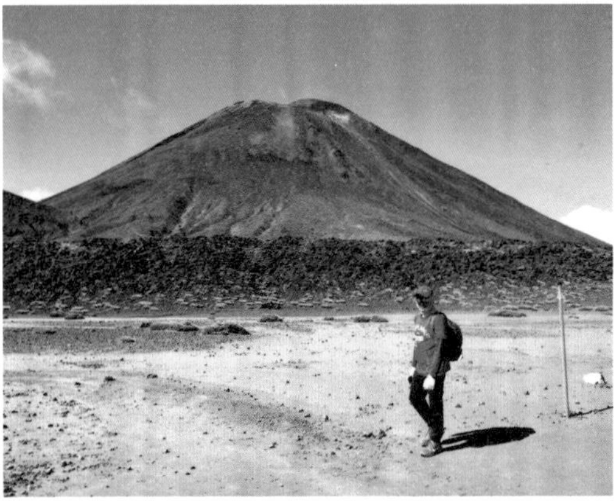

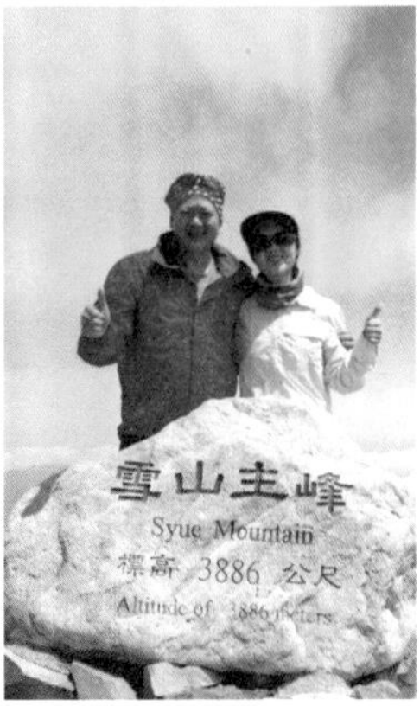
雪山主峰
Syue Mountain
標高 3886 公尺
Altitude of 3886 meters

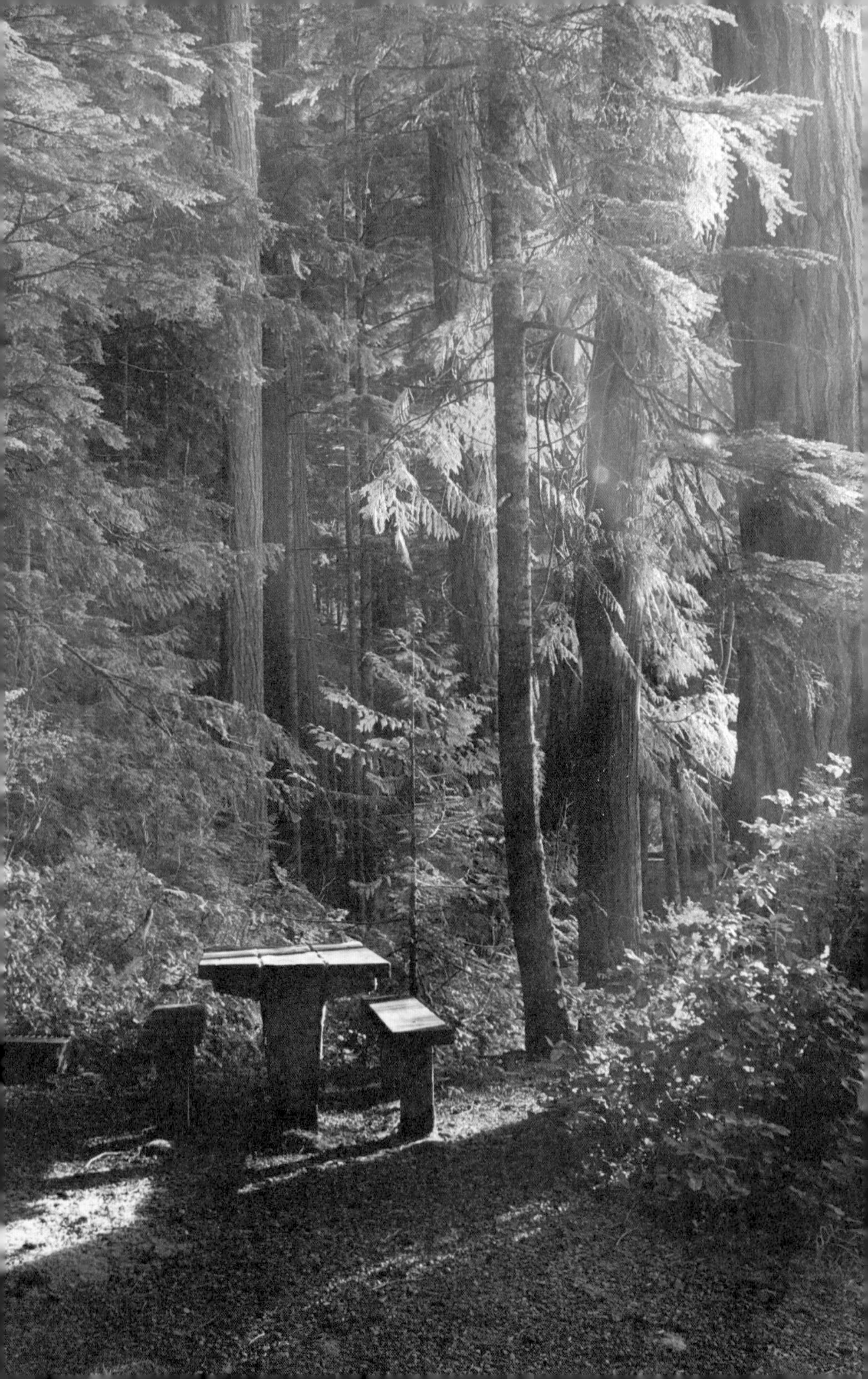

〔鬥士篇〕

歷經人生低谷，邁向新生，十位抗癌鬥士的生命故事

癌症的衝擊，對十位抗癌鬥士們來說，是命運把他們拋入谷底，他們選擇接受癌症的考驗時，往往是人生轉折的最佳時刻。無論經歷多少苦難，鬥士們終能揮別抗癌過程的身心煎熬，用自己最喜歡的樣子，收穫人生果實。

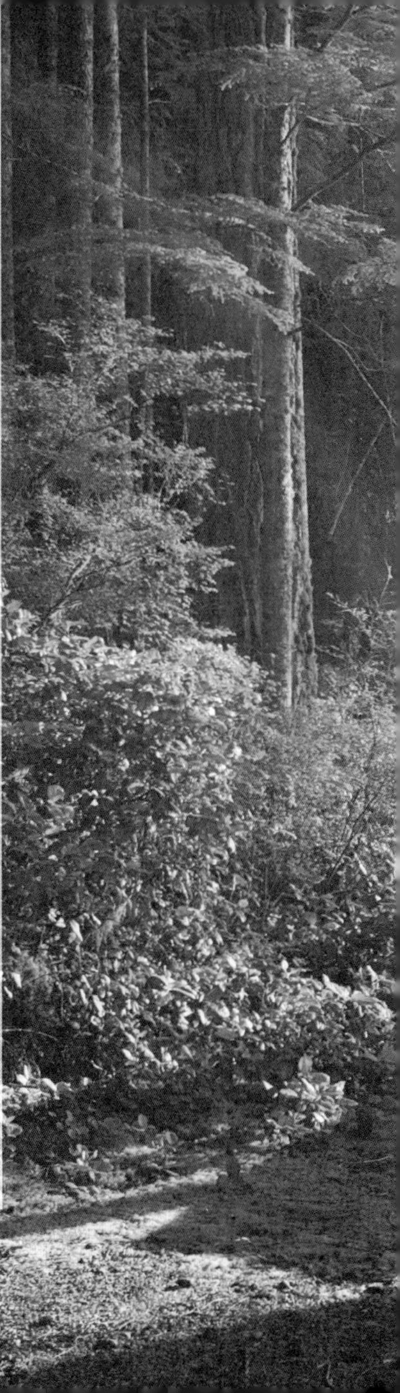

01

不畏癌症艱難，永不放棄，懷抱希望。

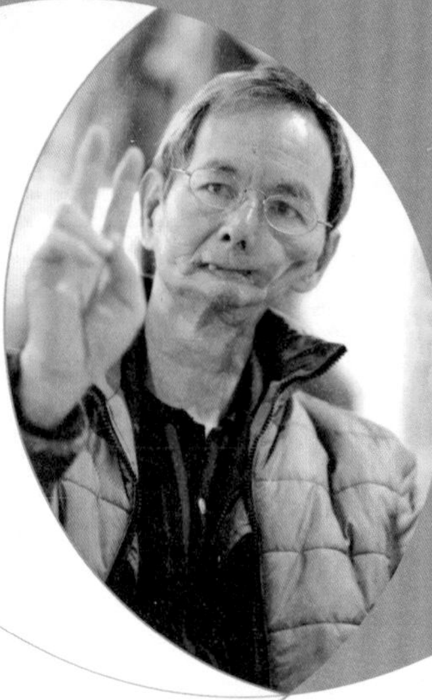

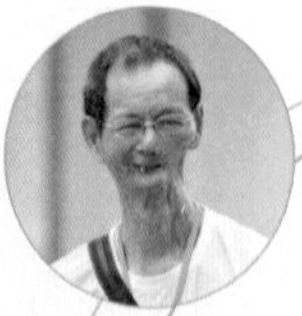

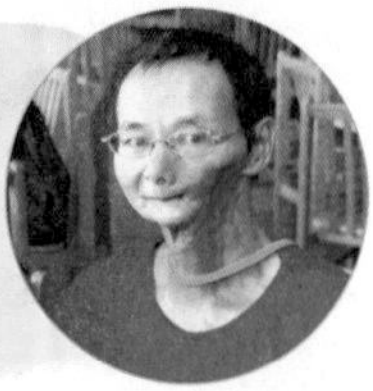

找回生命光彩的總鋪師——李世禎

頰黏膜癌
診斷時間：2007年8月

發病之前，我是一名在桃園區小有名氣的總鋪師。為了適應廚房的高溫、高壓，以及工時長的工作環境，提神的方法就是抽菸和嚼檳榔。

「哥，不能再這樣下去了！我幫你掛了號，你必須去看！」大妹實在看不下去，讓我一定要去醫院檢查。

「李先生，您罹患的是口腔癌。」

「什……什麼？」當下彷彿被雷劈中，腦中一片空白，無法做出任何反應。

回想過去幾個月以來，說什麼也不願意到醫院檢查，後悔的情緒一湧而上。

延誤就醫的後果——頰黏膜癌

因為蛀牙到牙醫診所看診，發現張口的寬度只有兩指開，醫師初步判斷是口腔纖維化，勸我戒掉檳榔並盡快到醫院檢查。由於沒有造成生活太多的不便，這件事情也就沒放在心上。

「醫生，可以幫我開止痛藥嗎？」直到某天，看見腫得像麵包一樣的臉頰，嚇得我趕緊到牙科診所，拜託醫生開消炎藥。

「李先生，您應該盡快到醫院檢查。」牙醫師再次勸說，但抗拒到醫院的我，並沒聽進耳裡，反而聽信友人介紹的成藥、偏方，直到口腔內部的膿包破裂，伴隨臉頰劇痛，體重也急遽下降，影響了進食也無法好好入眠，我才真切感受到「生命可能不保」的恐懼。

臉上缺一角，漫長的復健之路

手術為了完整切除惡性腫瘤，切去了大半個左臉，連帶接近病灶的淋巴一起切除。為了將臉頰的皮膚補回來，取了大約三十多公分長的左大腿皮瓣及血管組織，也進行長達十八個小時的手術。

還來不及適應術後的各種不適，就緊接著開始療程，經歷三十五次的放射線治療後，強烈副作用導致嘴巴潰爛、一口痰卡在喉嚨上不來下不去的痛苦，甚至產生臉頰補皮皮瓣肉萎縮的後遺症，時常需要將手指伸進嘴裡，練習張口，對當初以檳榔和菸提神的做法，感到後悔不已。

張嘴吃一口飯，對一般人而言是一件再輕鬆不過的事情，我卻努力練習了好久，經由不斷地臉頰修復、張口復健，經歷漫長的四年，才終於有辦法吃些軟質食物。

也因為臉部缺了一角，使我被迫重新學著怎麼生活。

「我們就是一家人」，踏上志工服務之路

臉頰因為腫瘤切除少了一大塊，走在路上不乏旁人指指點點的眼光，術後將近兩年，我戴著口罩不想見人，個性也變得孤僻；口腔內部還有許多傷口，張口說話有一定的難度，發音也不清晰，就連家人也都聽不懂我想表達的內容，幾次之後，我就放棄與人溝通，與家人的關係，也因為不知如何溝通而日漸疏遠。

「我變得不認識自己了。」顏損後，我把自己的心上了鎖，不接受任何人的關心與協助。

偶然機緣下，我參加陽光基金會舉辦的展顏病友聚會，蕭再坤前會長向我伸手邀請：「想出去走走嗎？」在他的鼓勵下，當時非常沒自信的我，鼓起勇氣踏出我的第一步，開始參與「頭頸愛病友」活動，進而認識鄧海玲秘書長。

「李大哥，來到頭頸愛，我們就是一家人，不用再擔心、害怕。」明明我們素昧平生，鄧秘書長卻總是滿臉笑容，溫柔鼓勵著我。這是一種家的溫暖與被接納的感覺，帶領我踏上志工服務之路。

找到自己的價值、遺失的微笑

我開始陪同陽光基金會社工到各處進行菸檳防治宣導，並將自己術後的改變和調養經驗，與更多癌友分享。

「李大哥，我看見您的新聞報導了，讓我好感動，感覺我也可以挺過來！」

「大哥的故事，讓我爸開始積極接受治療，謝謝您！」

「大哥，您能以過來人的經驗，勸勸我爸出去走走，不要一直把自己鎖在家裡嗎？」

我的抗癌歷程曝光後，許多病友和家屬透過社群媒體聯繫上我，也因為我的分享讓他們有了希望。我深知復健的艱辛，也明白接納因為治療外觀、生活模式有所改變的自己，有多麼困難，也想盡自己所能地幫助更多癌友。因此，二〇一四年底，我和協會其他志工共同成立太鼓隊，藉由公益表演傳達在抗癌的路上，無論遇到任何風雨，只要相互支持，就能乘風破浪，勇往直前。除此之外，也藉由積極呼籲戒菸、戒酒、戒檳榔的防治宣導，喚起國人對頭頸癌的重視！

分享自己的生命故事，從中得到了回饋，這才讓我逐漸找回遺失的笑容，原來我的生命故事可以鼓舞他人，也讓我獲得更多面對疾病的能量，重新看見自己的價值。

7 5 1
2
8 6 3
9 4

1、父親見證我罹癌的勇敢生命。
2、親愛的阿母謝謝您，您一樣透過月光照護這個家。
3、4、中華民國頭頸愛關懷協會太鼓隊。
5、試著走出戶外參與團體活動。
6、菸檳防治宣導。
7、陽光體健結業之旅。
8、中小學「菸、檳榔防治宣導」。
9、頭頸愛會友「聯誼旅遊團體大合照」。

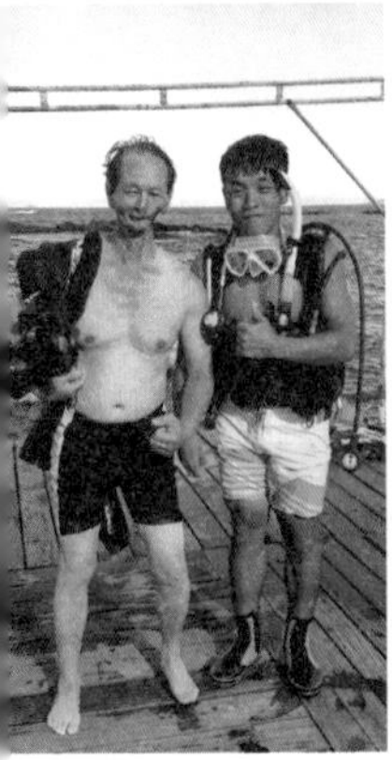
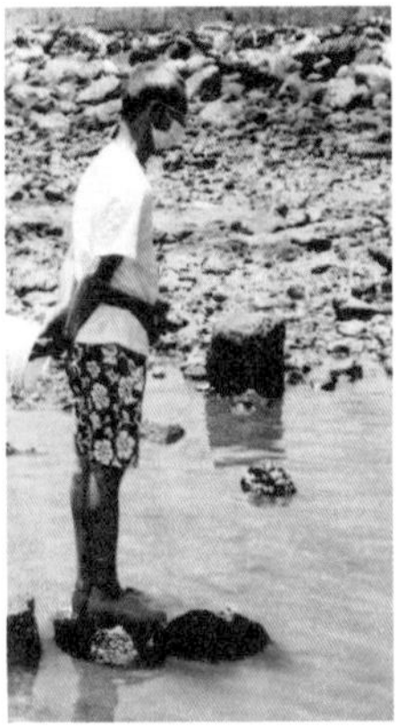
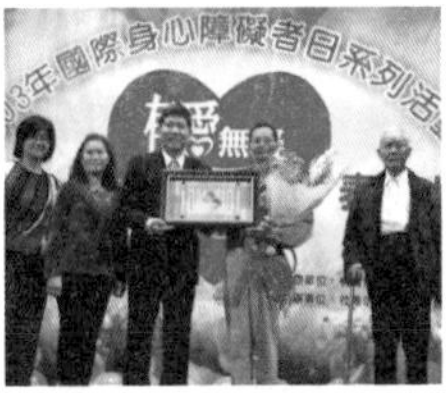
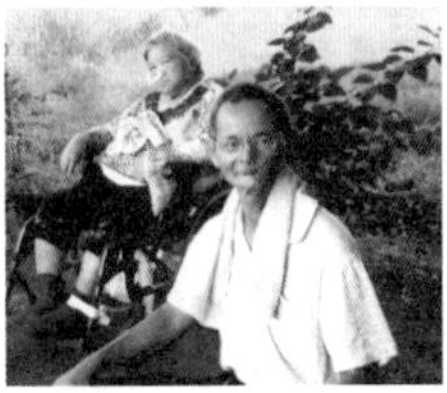
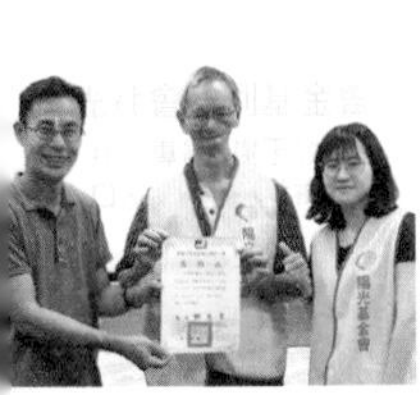
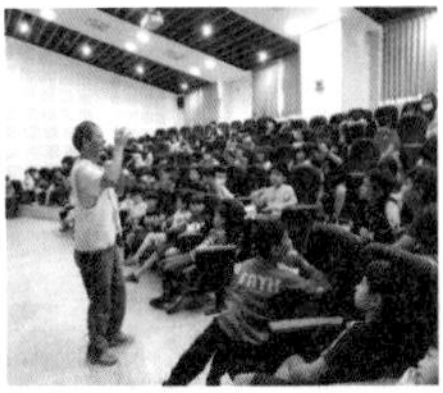
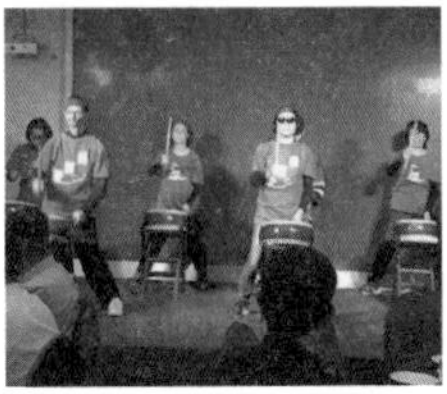
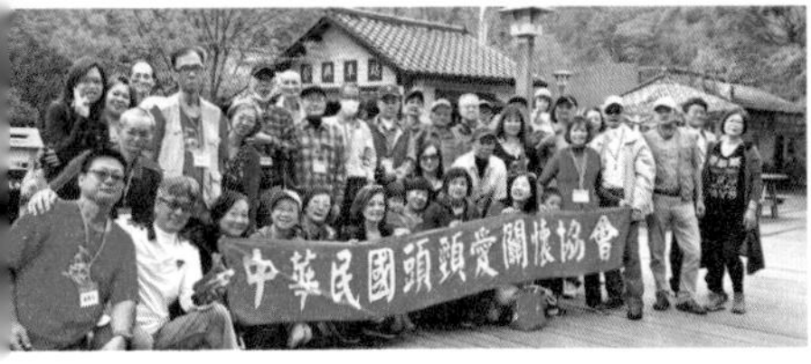

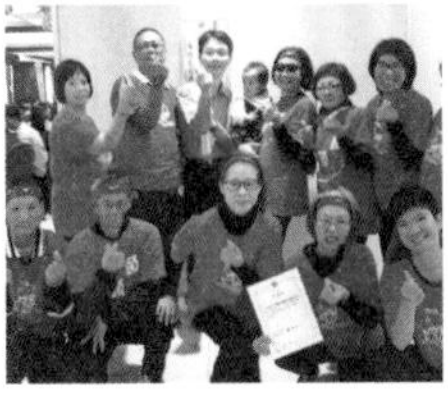

02

沒有變壞，就是「好」。

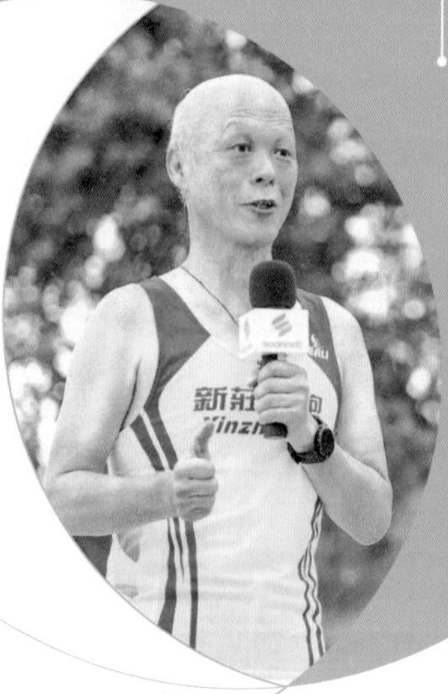

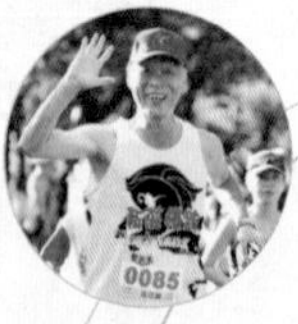

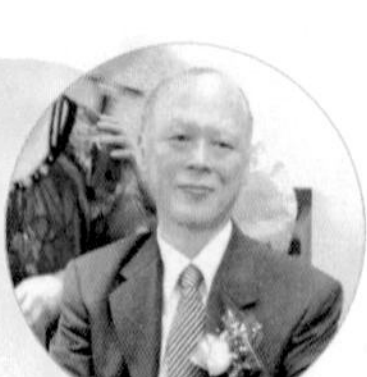

傳遞希望的拆彈專家

——沈江諭

攝護腺癌

診斷時間：2008年4月

「老爸，你就跟老媽一起去檢查嘛！」女兒在手機另一端說著，希望我們可以做健康檢查，女兒再三勸說下，只好勉強接受這份孝心。

誰也沒想到，這次的健檢不只是女兒的孝心，也是顆恐怖的炸彈，還來不及思考，接踵而來的治療，讓我平靜的生活泛起了漣漪。

女兒送的是禮物？還是炸彈？

「爸，你最近有沒有感覺身體不舒服？」女兒嚴肅地問。

「怎麼了？」面對女兒的問題，我有些詫異。

「看了檢查報告，發現你的攝護腺特異抗原（PSA）超高，有四十幾耶！」

「可是……我真的沒有感覺不舒服啊！」反射性回答後，腦海中卻浮現三年前員工體檢，當時的檢查報告也顯示PSA數值偏高，進一步檢查後，發現沒有大礙，我就把這件事情拋到腦後。

然而，這次的數據高得嚇人，我感覺到有些不妙，馬上安排泌尿科門診和攝護腺切片檢查。

「結果是……攝護腺癌第三期。」

「怎麼會是我？」平日相當注重運動、飲食習慣，生活中也盡量避免致癌因素，怎麼還會這樣？

近年來，腰部的痠痛，雖然有些困擾，但我一直認為只是勞累或運動導致，因此沒有將警訊放在心上，原來「癌症」才是真正的答案。

背著炸彈的我，該怎麼做才好？

負彈前行，失控的情緒

「沈先生，建議切除癌細胞。不過，可能有傷到膀胱的風險，甚至影響排尿。」

我還有其他選擇嗎？為了心愛的家人，我必須要勇敢面對。

不過，理解治療方式是一回事，開始面對、經歷，又是另一回事。手術之後「漏尿」的後遺症，讓我開始有好多的擔心：擔心長時間出門，是否要包尿布？備用褲帶了沒？沒注意到褲子濕了，被發現怎麼辦？如此這般讓我情何以堪？

除了手術之外，我還得施打女性荷爾蒙，來對抗男性荷爾蒙，雖然可以讓腫瘤有效縮小，卻會產生身體痠痛、忽冷忽熱、嚴重盜汗的副作用。

還記得，正值活潑好動的孫子們到家中探望，屋裡充滿了笑鬧聲，對於這樣的陪伴應該感到溫暖、安心，我卻因為身體極度不適、情緒極度不穩定，竟對他們發了脾氣……。

「給我安靜一點！再吵就給我通通出去！」無法控制地朝著孩子大吼，在那之後，隨即而來的是懊悔、自責，我怎麼會變成這樣？從來沒想到藥物的副作用，會對我造成如此大的影響。原本開朗的我也消失了，事事提不起勁，腳腫得無法靈活行動，更受失眠所苦。

但我知道，拆了炸彈才能走向未來，為此，我得忍耐。

家人關心的力量，解開內心的困獸

「你先別擔心是否會痊癒，把它當成慢性病來治療！」剛開始療程時，醫生對我說。

「哪有那麼容易！」一開始，我當然接受不了這個說法。

曾在醫院的洗腎室工作多年，非常明白「癌症」需要長期抗戰，也深知悲觀情緒、意志消沉對抗癌歷程於事無補，但我心中的念頭卻始終無法變得正向。

多虧太太每天精心烹調的蔬果精力湯；女兒因為我的失禁，與廠商洽談「失禁褲」的合作，希望可以減少我的不便；親友們也時常鼓勵我、提供健康的食品，交流保健消息……。家人的關心，溫暖我內心的困獸。

我開始將目光放在「我」以外的人身上，第一次從病患的角度看見醫院裡的人們，還有不少罹癌的病童，他們都還那麼年輕，甚至還未享受過人生，就被困在這棟白色牢籠之中！

疾病，並不會因為你的身分地位、年齡而有差別待遇。我才發現，先前只看見自己的痛苦，沉浸在悲觀世界中鑽牛角尖，卻沒有看見他人也有相同的苦痛。

癌症，改變了我們一家的生活，損失很多，也獲得不少。

防癌宣導，重返「救人」道路

「謝謝您的鼓勵，我到泌尿科檢查，醫生說還好我主動來看，不然的話……。」

「真的很謝謝你！如果不是你推我一把，我現在應該還躺在醫院病床上。」掛上電話後，我為友人感到欣慰，在我的提醒與建議下，願意正視自己的健康。

省思自己從一開始的輕忽、確診、治療的過程，也發現攝護腺癌的篩檢宣導還有很大的進步空間。女性「六分鐘護一生」的子宮頸癌篩檢已經廣為人知，但是十大癌症之一的「攝護腺癌」呢？

我透過抗癌的經驗分享，積極宣導疾病徵兆和篩檢，呼籲大家可以早期發現及治療。

原來，只愛「自己」很痛苦，愛「他人」才能得到快樂。

我再次回到救人的道路上，即便面臨復發的危機，我還是會繼續為癌症篩檢而努力。

1
5 2
6 3
7 4

1、協助路跑活動。
2、盲人公益路跑。
3、舉辦公益路跑。
4、2019 年帶隊參賽。
5、只要還跑得動，我會繼續跑。
6、治療中，女兒安排出國散心。
7、即便復發，還是要精神抖擻。

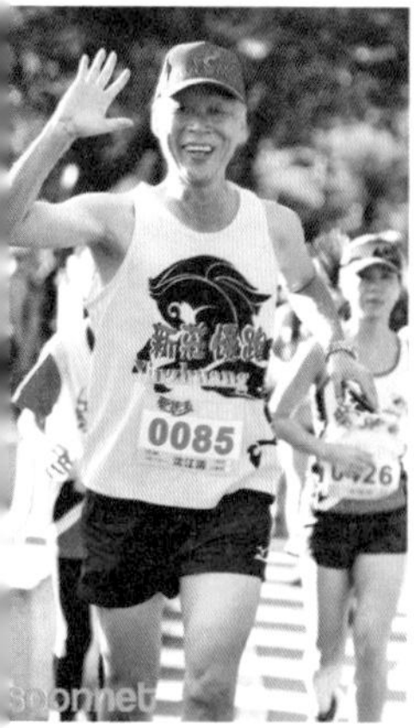

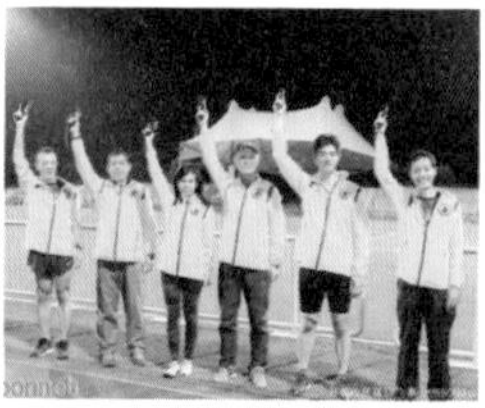

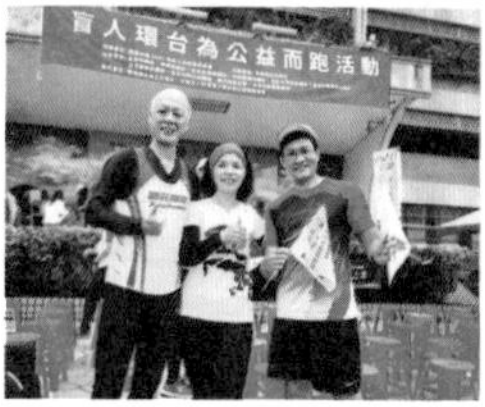

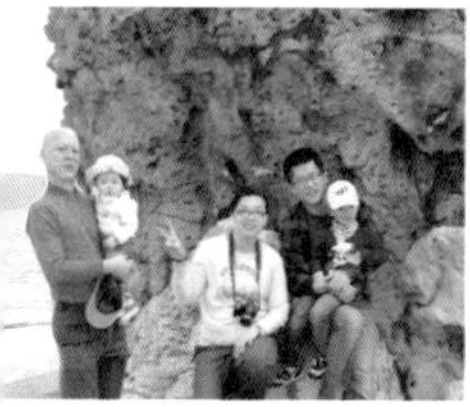

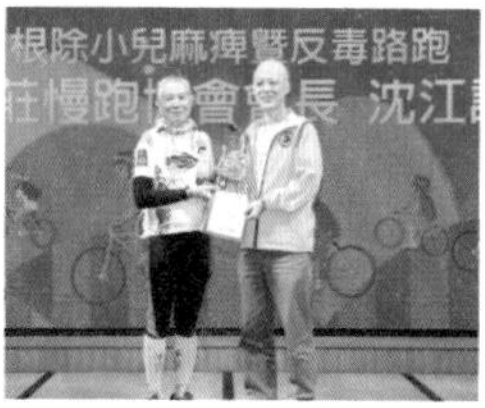

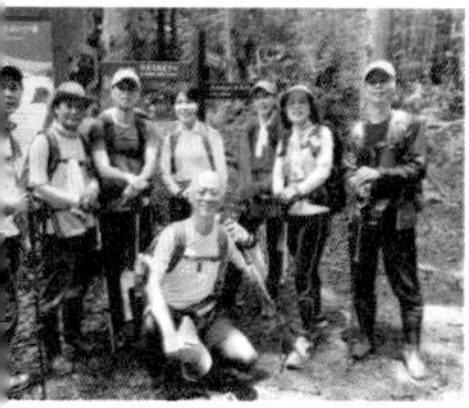

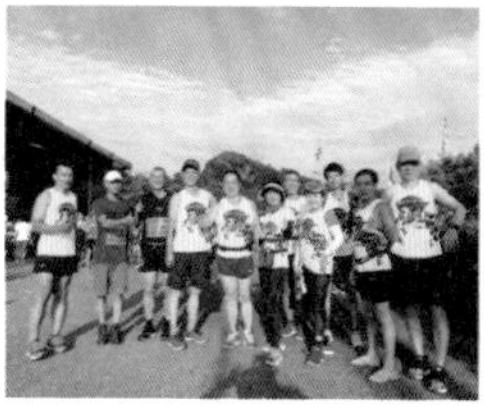

03

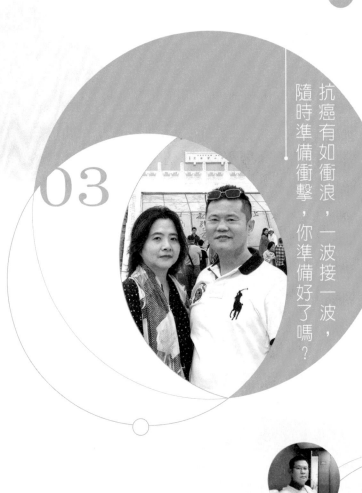

抗癌有如衝浪，一波接一波，隨時準備衝擊，你準備好了嗎？

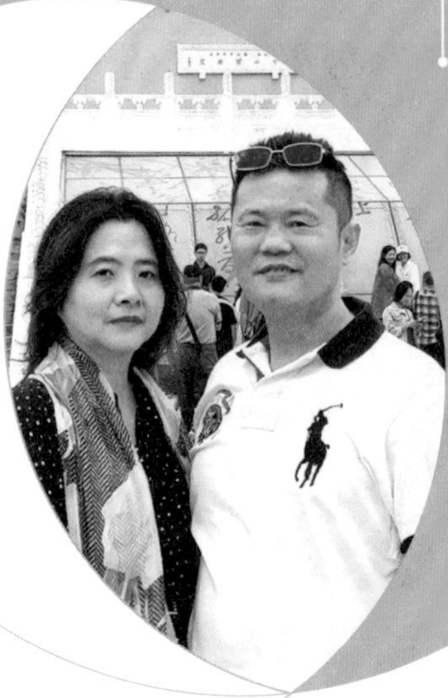

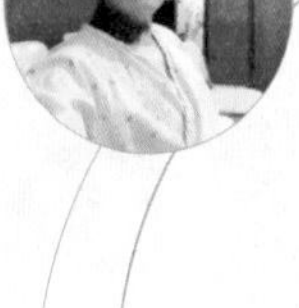

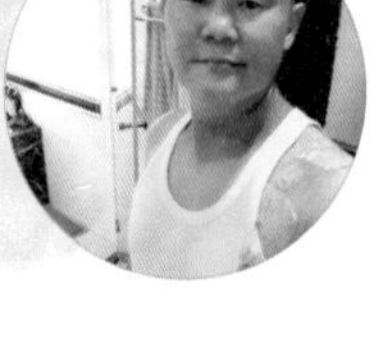

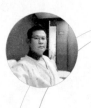

放慢腳步，等待黎明的衝浪者

——莊明智

鼻咽癌
診斷時間：2017年9月

二〇一七年九月，診間內明明亮著燈，人們在走廊上來來去去，相當吵雜，與我心中的不安、恐懼，形成強大的對比。

不菸不酒也罹癌？

「報告結果是鼻咽癌二期。」

「怎麼會這樣？」我坐在診間內，聽著醫師的宣判，全身冒冷汗，五十二年的記憶片段，雜亂地閃現過眼前，腦袋一片空白，無法回答醫師的問話。

誰能想像得到，從來不菸不酒，不嚼檳榔、不吃醃漬加工食品的我，拔掉智齒後，導致鼻竇炎，又因血糖過高、傷口反覆發炎，演變成了二期鼻咽癌？

「醫生，我這個病能好嗎？」回過神來，我強作鎮定，緊張地問。家裡還有父母兒女需要我照顧，還需要負擔員工的生計，最讓我掛心的是，早已答應女兒要牽著她的手走紅毯、要幫兒子帶孫子的約定，這些承諾就像是浪花泡沫，剎那間全都消失無蹤。

「爸，我們說好的，不能食言喔！」得知我罹癌的消息後，女兒這麼對我說。

「對啊！孫子也等著讓你一起照顧呢！」

兒女紛紛安慰我，我也明白他們一定會陪我一起對抗癌魔，「我還有好多事情想做，怎麼可以就這樣放棄呢？」

副作用的侵襲，世界陷入黑暗

經過二十一次的放療，長達一年的化療以及標靶治療，心志再堅毅的我，仍然逃不過副作用的侵襲。放療引起的皮膚紅腫，頭頸部的皮膚像被火燒一般；口腔潰爛連喝水也猶如刀割，一日三餐的折磨，我只能吞聲飲淚，短短三個月裡，原本七十五公斤的我，只剩下五十五公斤。

好不容易熬過第一階段的治療，第二階段的考驗也悄悄來臨。聽力減退、味覺以及嗅覺逐漸喪失，人的五感中，我只剩下視覺跟觸覺，還經常因為耳鳴、失聰造成平衡感失調，走著走著就跌得四腳朝天，身上的瘀青記錄著每一次的挫折。

治療過程就像是衝浪，必須挺過一波未平一波又起的海浪。雖然太太每天無微不至地照料著我，但想到昔日生活、事業及人際關係的經營無往不利，卻在轉瞬之間，化為烏有，我的世界陷入一片黑暗，內心還是感到相當煎熬。「有沒有人能告訴我，這個考驗哪時候才會有終點？」我問自己，上天為什麼要如此考驗我？這麼痛苦，活著的意義到底是什麼？

從「照顧者」成爲「被照顧者」

二〇一七年療程期間，經常回想起當年求好心切及不服輸的個性，凡事親力親為，也經常為了一些芝麻小事而煩惱、擔心，終於身體也發出了警訊，告訴我必須調整步調。

「你怎麼不吃肉？」在飯桌上，看見無肉不歡的兒子，感到非常疑惑，這才知道他承諾四十九天不吃肉，希望能透過與神的約定，讓我的病情穩定；對廚藝一竅不通的太太，也熬出一鍋魚湯。家人的體諒與回饋，在我治療癌症期間，表露無遺，讓我得以安心調養並無後顧之憂。

當自己改變，世界也會隨著你而產生變化，從「照顧者」成了「被照顧者」，發現很多責任並不是非自己承擔不可，太太也並非我所想的那麼脆弱，周遭的人，因你的軟弱而變得更堅強了。

只有蛻變，才能重生

還記得，治療期間副作用的反撲，讓我陷入低潮時，是醫院志工帶著我接觸更多頭頸部癌友，這才發現，面臨比我更艱難的傷痛，甚至嚴重影響生活機能的病友不在少數，但大家都選擇勇敢面對，泰然處之。

「只有蛻變，心存感激，才能重生。」是這些癌友帶給我最大的啟發。身為對抗癌魔的一份子，深知來時路的艱辛，以及治療過程所衍生的副作用，如何自我提升身心靈的健全，實在是一條漫長的道路。

如今，在我身體狀況允許之下，就會到醫院與更多深受癌症所苦的病友經驗分享、交流，給予鼓勵的同時，也與之共同成長，期望自己能透過更多管道，幫助更多需要幫助的人。

抗癌如衝浪，我就像是一名衝浪者，在癌症激烈的浪海中，接受著一波又一波的衝擊，過程中努力調整心態，撥雲見日。

4 1

6 5 2

7 3

1、2、3、與太座之遊。
4、全家聚餐前照片。
5、與癌友及同學交換心得。
6、罹癌中參加關懷餐會。
7、治療期間，掉髮等嚴重副作用階段。

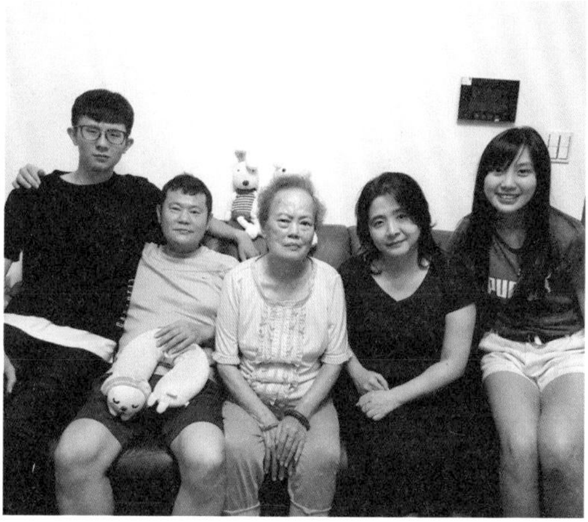
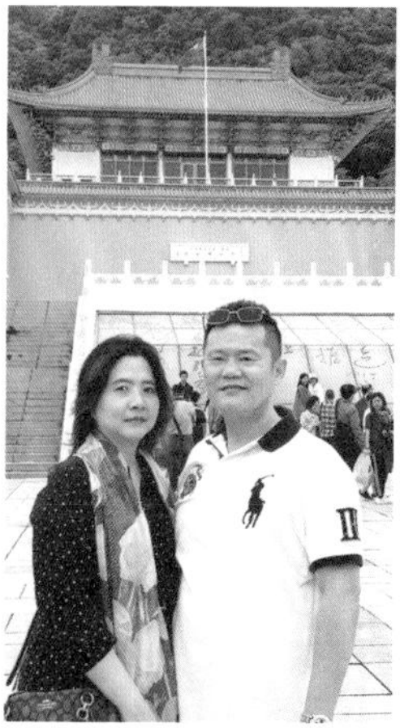
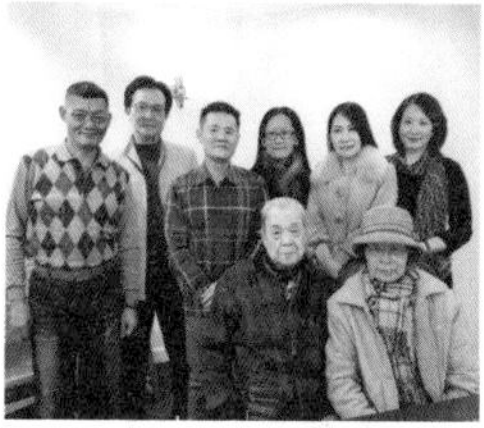
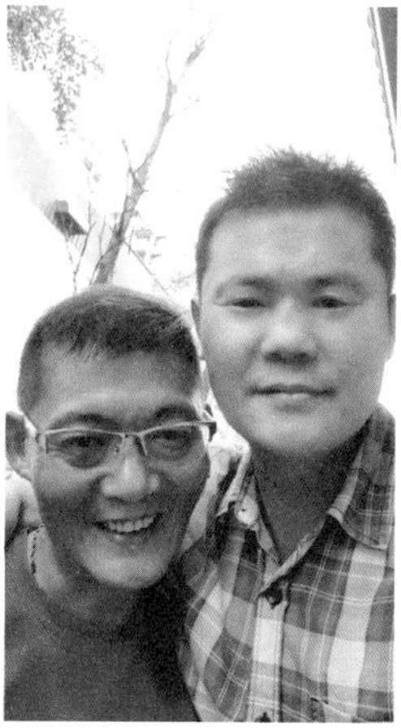
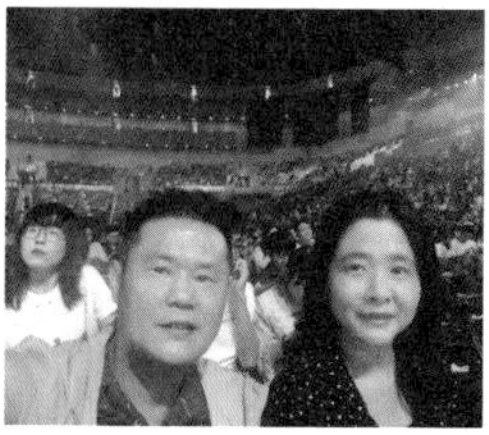
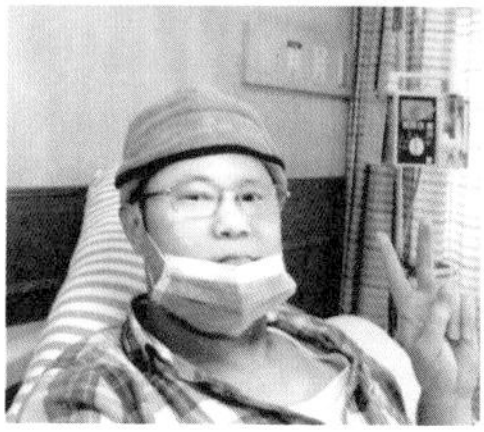
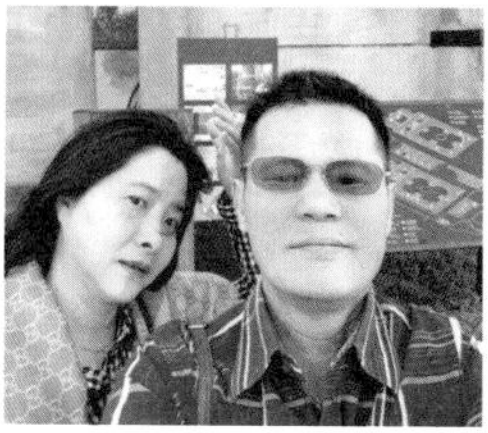

04

由腦到心，活出你的豐盛精采。

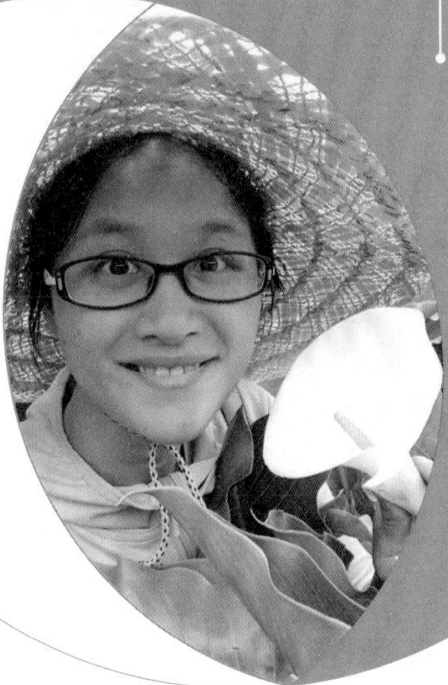

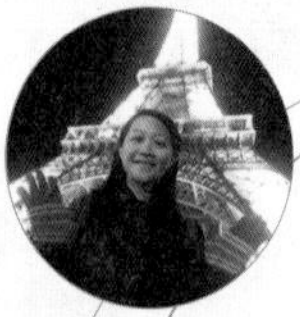

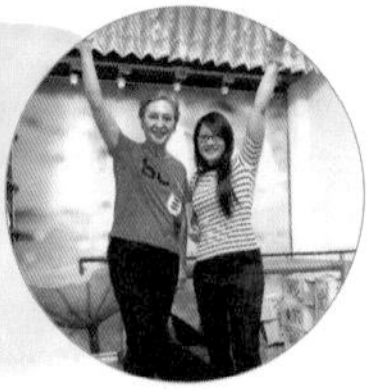

活出生命豐采的奇蹟使者

——陳奕丹

神經母細胞癌／甲狀腺癌

診斷時間：1989年12月、2008年1月

「我都得過兩次癌症，還復發一次，你應該也沒問題吧？」每次演講，看見需要鼓勵的人，我會這麼問他。

還沒睜眼看世界，就被預告死期

回想這些年，腫瘤幾乎伴隨著我一大半的人生。

從小鬼靈精怪的我，很少生病，但只要一生病，就是「癌症」。

十一個月大的我，罹患了全台每年僅有不到三十例的神經母細胞癌。當時的保母在我身上發現有一個腫塊，拉起了治療人生的序幕。

媽媽對我說：「在妳還小時，曾經問妳要不要留下來？」

我問：「我怎麼說？」

媽媽說：「妳對我說：『我希望媽媽不要難過，我願意去接受這些治療的苦。』」

當時我還小，並沒有什麼印象，經過爸媽口中敘述，才得以拼湊當時的情景。

「腫瘤會慢慢長大，器官受腫瘤壓迫，導致死亡不無可能。」醫生下了最後通牒，壽命所剩不久。由於腫瘤包住了主動脈，醫生也不建議開刀，那時候的治療有點像「安寧緩和醫療」，只希望讓小小年紀的我不要走得太痛苦。

一輩子都必須依賴藥物

高二時，發現脖子上有結節，沒有把這件事放在心上的我，考上大學才進行檢查，卻換來醫生一句：「是甲狀腺癌，情況不是很好……。」

也許已經跟體內的腫瘤相處許久，對「癌症」已經有些麻木，得知確診的當下，就像是洋娃娃一樣，任由醫生與爸媽擺佈，開始一連串的檢查。

「甲狀腺癌只要切除甲狀腺，沒什麼。」癌症療程幾乎是我的日常，也為了不讓身邊的人擔心，我以平淡的態度，故作堅強地說。直到被推進手術室，恐懼才如湧泉般湧現，原本裝作堅強的我，還沒被推進手術室，就在爸媽面前無法控制的淚如雨下。

「這是甲狀腺素，之後都要固定吃喔。」如果手術是對未知感到恐懼，那麼醫生這句話，則是讓我意識到，未來我與藥物將如影隨形。

回家後，我把自己關在房裡哭了好久……，我才知道，原來我不是想像中的那麼勇敢。

事不過三？第三度罹癌

俗話說：「事不過三。」我已經歷過兩次癌症，也要吃一輩子的藥，老天爺應該要放過我了吧？

沒想到，在我大四時，甲狀腺癌復發了。

當我再次進入手術室，暗自在心裡做了一個決定——我不要再醒過來了。

這些年反覆進出醫院——治療、讓爸媽擔心、不快樂，讓我曾埋怨過父母，覺得他們身為醫護人員，怎麼還是讓我得了癌症？但我知道，他們也不願意讓我承受這些，這些矛盾，讓我不知如何表達，因為我的個性總是習慣優先考慮別人的感受。

我受夠了看不見盡頭的循環，希望就這麼躺著，就不用再強撐著自己去面對父母擔憂的神情。

「奕丹啊，快起來吧！」尚未醒來的我，可以感覺到媽媽在耳邊用盡全力喊著我的名字。

面對媽媽的心急如焚，我不知道該如何是好。

突然，一個念頭浮現在腦海裡：「我就醒來看看，我的人生還能怎麼精采發展？」

連我都可以，相信你也可以

過去，我總是覺得自己的存在沒有意義，因為我只會生病、讓爸媽擔心。因此，也認為將癌症當作是慢性自殺，並且是合情合理的可以讓旁人接受我離去的方式。

直到偶然在電視裡看到藝人陳建州《Love Life》的廣告，敘述一群青少年，因為罹患癌症，再也無法完成他們的夢想，我才驚覺：「原來這世界上還有這麼一群人想要活著，卻沒有機會活下來。」當下我便決定不再浪費未來的每一天。

還記得，台大醫院神經母細胞瘤病友關懷協會，舉辦了一場活動邀請我參加。

「我才二十歲，能有什麼參與價值？」活動前，心中充滿對自己的質疑。

沒想到在活動中，我從一位媽媽的言談間看到了感動與盼望，對於我至今仍好好活著，感到意外，當時才明白，原來我還可以帶給人希望！

從那之後，只要時間允許，我就會到協會走走，像是吉祥物一樣，讓癌友父母也能對未來充滿希望！

我認真體驗著離開病床後的每一天，也為了讓更多人看見生命的希望與轉機，到處與人分享抗癌的歷程：「我都可以了，那你也做得到！」

因為，我一直都相信——由腦到心，可以活出人生的豐盛與精采！

4　1
5　2
7 6 3

1、大病初癒，活蹦亂跳的自己。
2、與景仰的西門子領導人合照。
3、完成兒時直排輪比賽的夢想（德國）。
4、希望、目標、願景（美國）。
5、同為生命鬥士的夥伴：雪心。
6、讓自己活在每個當下（杜拜）。
7、每時每刻，人生無悔（法國）。

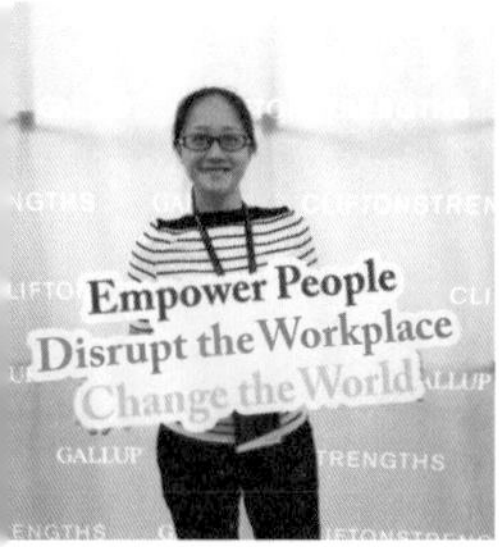

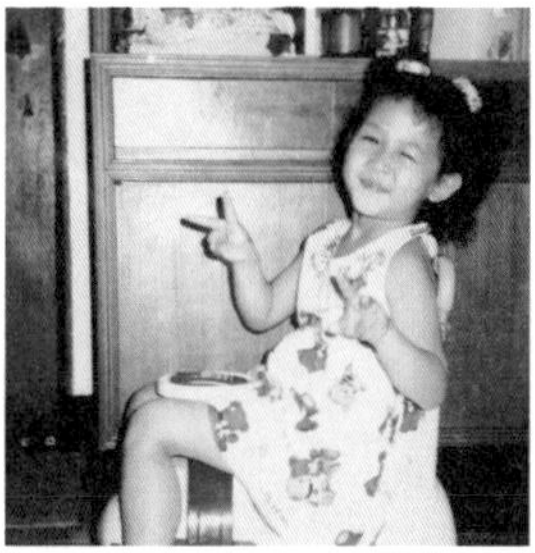

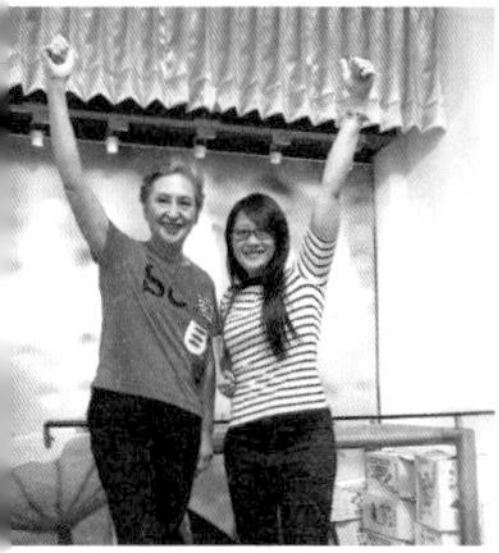

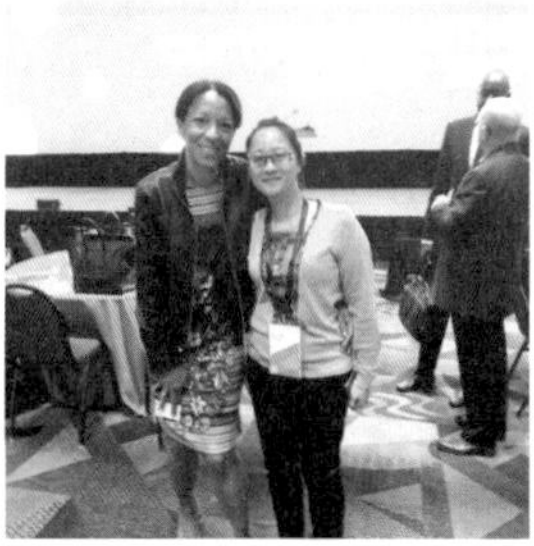

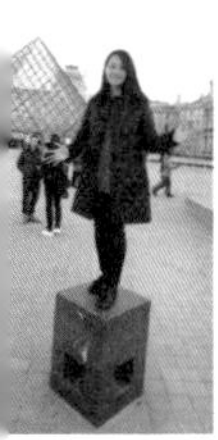

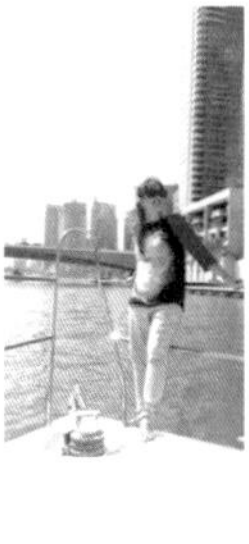

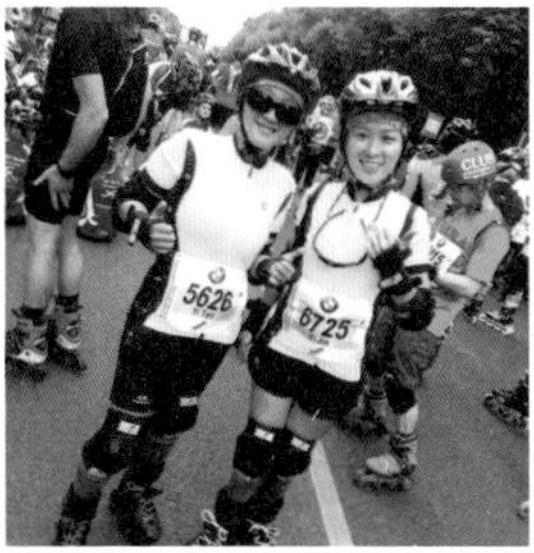

05

即使感到害怕，仍選擇面對問題，這就是勇敢。

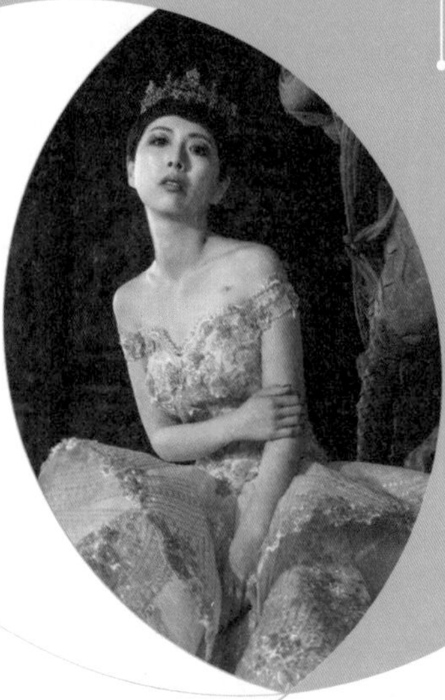

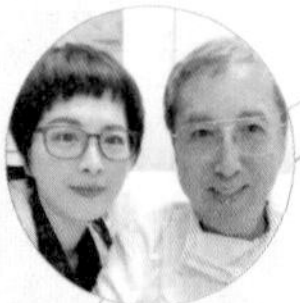

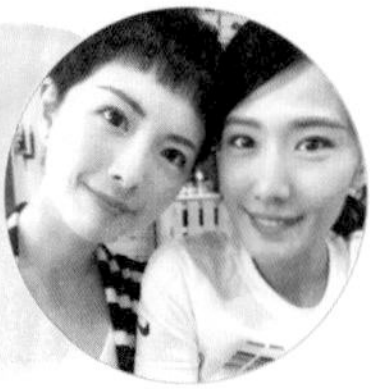

傳遞勇氣，攜手向前的說書者

——陳筠筑

卵巢癌
診斷時間：2017年3月

明明只是肚子痛，竟成卵巢癌

過去，我是一名櫃姐，準備和交往多年的男友邁向人生下一個階段，穿著夢幻嫁紗，步入禮堂，組成平凡幸福的家庭。但這些美好的想像都沒有實現，因為我罹患了癌症。

「肚子好痛。」二〇一七年一月，右下腹開始不時感到疼痛，雖然痛感維持不長，但每一、兩天就會發生，持續將近一個月後，決定去婦產科檢查。

初次就醫發現卵巢裡疑似有水泡的物體，醫師讓我過段時間再去做第二次腹部超音波，看看水泡有沒有變化。做完第二次檢查後，醫師維持一貫的溫柔語氣說：「我們診所的設備不足以進行更精密的檢查，幫妳轉診到區域醫院，做進一步的陰道超音波檢查。」

陰道超音波檢查因為更貼近腹腔，所以更精準。

當我躺在診療台上，正因光著屁股感到害羞時，醫師一臉嚴肅地對我說：「看起來像是卵巢癌，妳有家族史嗎？」

「沒有。」我內心害羞又澎湃的小劇場瞬間被打斷，只能顫抖地擠出兩個字。下了診療台，醫師說：「明天幫妳安排電腦斷層檢查。」

我腦袋一片空白，還來不及消化「疑似癌症」這四個字，傻傻地問：「我明天要上班，可以改天再做嗎？」當時我擔心的，居然是工作。

踏出診間，我看到許多坐著候診的孕婦，為什麼她們肚子裝的是寶寶，而我的卻是腫瘤呢？

我終於忍不住哭了出來。

化療很辛苦，妳要加油

幾天後，醫師看完斷層報告，用和緩但明確的語氣告訴我：「從各方面檢查報告來看，癌細胞已經侵犯到大網膜而且有腹水，是卵巢癌第三期，建議盡快治療。」除了無聲掉眼淚之外，我什麼話也說不出來。很快地，我從宜蘭轉到台北就醫，迅速進行了手術，緊接著開始化療。在化療前，主治醫師特地來看我，並說：「化療會很辛苦，妳要加油！」

「手術我都扛下來了，化療一定也沒問題！」我躺在病床上，在心中為自己加油打氣，直到第三次化療時，各種副作用接連出現，我才明白當初醫師說的話。

從前叫我起床的是陽光，如今讓我清醒的是手指刺麻的痛覺，然而，在所有副作用中，最令人討厭的是無止盡的嘔吐。雖然知道身體需要營養，但我就是無法控制地把好不容易吞下去的食物又吐出來。

那一陣子，我常常一個人待在房間裡，對著鏡子裡那個面目全非的自己，難過、生氣以及掉淚。

一不小心，癌症又復發了

療程結束，休養半年後，我的癌症復發了。這已經夠讓我悲傷，殊不知禍不單行，交往多年的男友在我生病期間，劈腿了。

「我的優勢就是比妳健康。」第三者的這句話，像利刃般刺進我的心臟，任何副作用都比不上這份痛苦，我僅存無幾的信心，就這樣子瓦解了。

這一場病，不僅讓我失去生育的能力，也粉碎我對未來的美好想像，幸好在這個時刻，身邊有許多人給我更豐沛的愛。朋友們怕我寂寞，常常約我出門吃飯、陪我聊天；家人無微不至的照顧更是不在話下；主治醫生也總是用溫暖和藹的笑臉為我打氣。

在這麼多人的陪伴鼓勵之下，我慢慢振作，咬著牙把第二輪的化療做完。

有時覺得生命很脆弱，我們抵擋不住病魔摧殘；有時又被生命的強韌所撼動，在經歷各種難關後，我完成十六次化療，恢復健康，變得更勇敢。

這一份沉重的禮物，改變了我的一生

對我來說，罹癌曾經是一件毀滅性的突發事件，然而當我重拾健康後，才漸漸體會到，生病不全然是壞事，經歷過這些低潮，我才懂得如何生活。

癌症，是沒有繫上粉紅色緞帶、還帶著刺的禮物，它徹底改變我的一生。

當我從生命低谷走出來才發現，不是每個生病的人都能夠遇見為自己指點迷津、在迷霧中一起攜手向前的人。因此，我創辦「Pinko的一千零一夜」粉絲專頁，把痛苦際遇轉化成有趣的影片和真誠的文字，在網路上和大家分享，並且和病友保持交流，提供溫暖的支持。

「Pinko，看完妳的分享後，我想繼續活著，看看世界的美好。」

一位原本在搜尋「如何舒服死去」的網友，偶然間看到我的故事後，他搜尋的目標變成旅遊網站，重拾對生命的熱情。有人因為我的文字而得到力量，傳訊息向我道謝，這些都讓我始料未及，使得那些出現在我生命裡的苦痛，不再只是一件悲慘的事情而已。

一次又一次，我的故事帶給別人勇氣，同時也因為那些回饋而療癒了自己。

我活得比從前更充實、更有意思了。

4 1
2
5 3

1、4、【帶不走的美好】跳脫傳統婚紗攝影，展現年輕女性在罹癌後，仍充滿自信的美好樣貌。（拍攝者：囍堂婚設影）
2、【疼痛攝影展】以仙人掌象徵痛源，期待病人在身心都能從痛苦中釋放。（拍攝者：Free To Fly 林佳嫒）
3、和主治醫師趙灌中的合照。
5、戶外踏青。

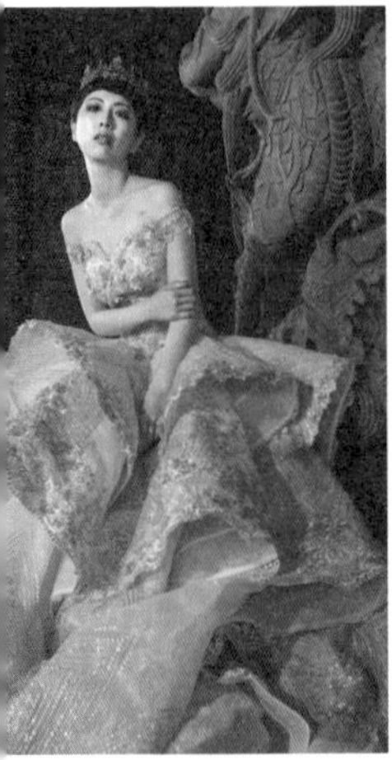
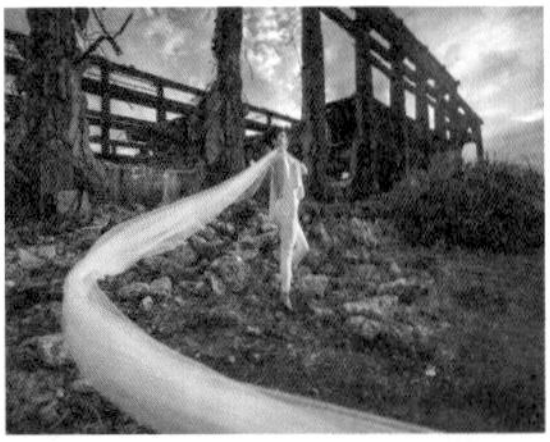
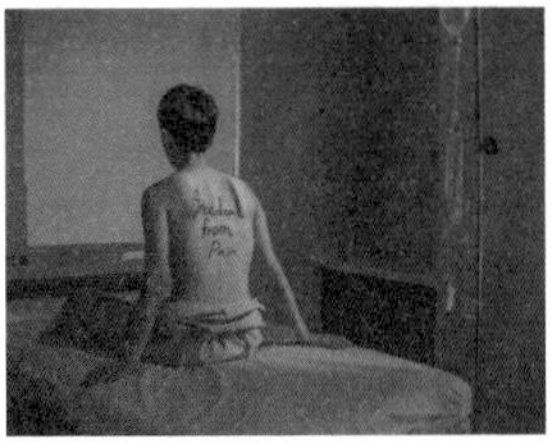
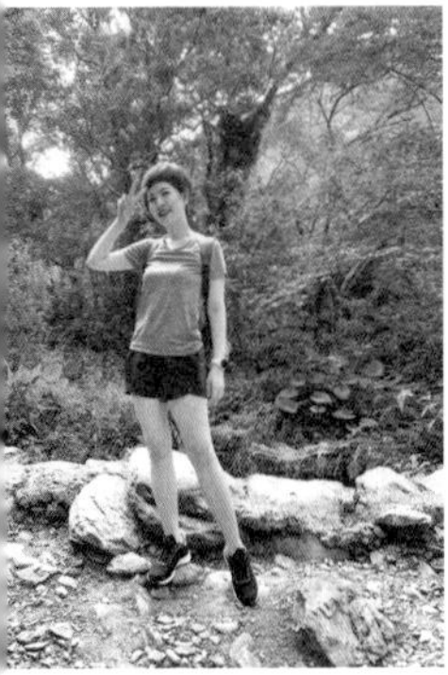
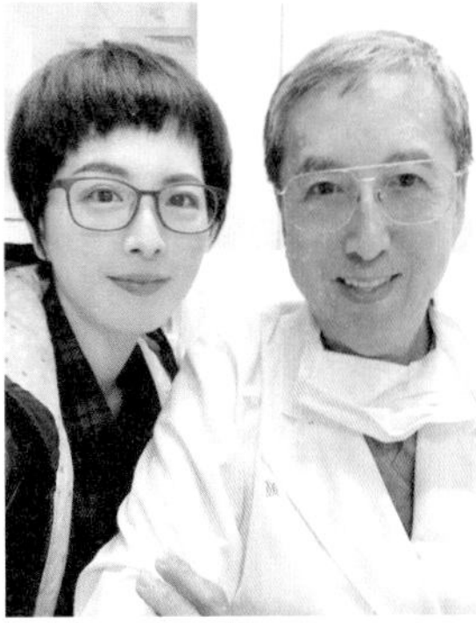

06

堅強就是我的名，凡事感恩，活出漂亮人生。

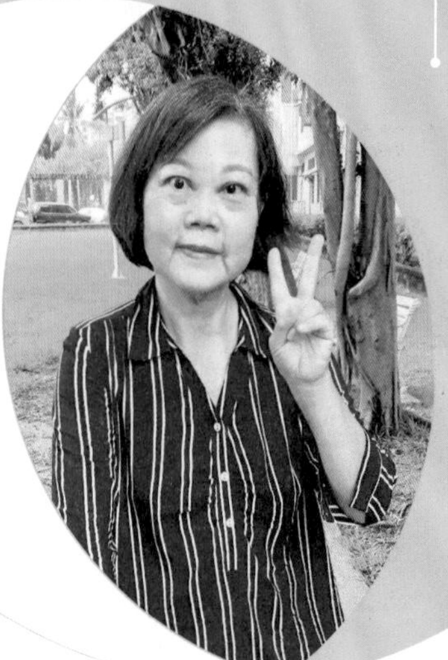

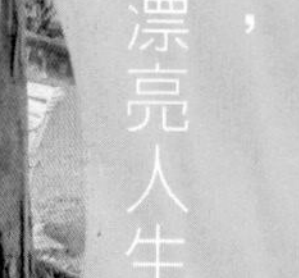

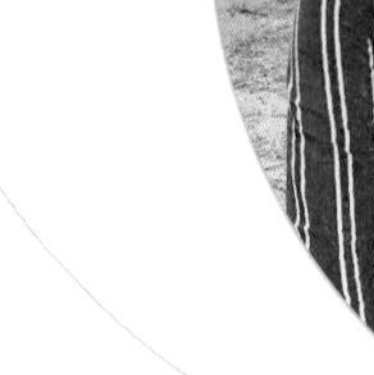

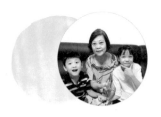

不被命運打倒，活出漂亮的人生

——陳惠玉

乳癌
診斷時間：2007年4月

在生死交關發生的當下，誰又能預料結果會是如何呢？十三年前的一場大病，並未因此打倒我，反而逆轉了我的人生。

雖走在人生低谷，依然看見希望

「得知癌症的那一刻，我的內心是驚恐、徬徨不安的。」我經常到病房探視病友，並分享我的抗癌心路歷程。

與大多數人一樣，得知罹癌當下，恍如世界末日，不論醫生怎麼安慰，也難以撫平紊亂的思緒，再多的言語與安慰，我又如何聽得進去？

我把自己鎖在房裡痛哭一天一夜，躺在床上看著窗外日出日落，心裡反覆思索著：「難道我的人生就要這樣虛度嗎？」

「不要擔心，我們都會陪著您！」在家人溫暖懷抱下，我收起悲傷，決定與癌症抗戰，絕不妥協。

經歷了六次的化療、二十八天的放療，在舟車勞頓且種種身體不適的狀況下，我憑藉著意志力以及家人的支持，完成了整個療程。過程中的艱辛實在無法用言語形容，現在回想起來，很慶幸走過來了。

治療期間的疲憊，這是我想要的生活嗎？

治療的副作用接連出現，反覆嘔吐、手腳發麻、骨頭刺痛如針扎、牙齦出血、嘴巴破皮，還有全身散發令人掩鼻的藥水味，每一階段治療結束，就只能無力呆坐著，凝望著天花板，心裡想著：「這難道是我未來的生活嗎？」

最讓我難過的，是在某一天的早晨發現滿床都是掉落的頭髮，不想再看著頭髮大把大把地掉，我選擇理光頭！當探訪的親朋好友看見我的瞬間，總是會投以不捨的眼神，我反而笑著對他們說：「沒關係，生命要緊，頭髮再留就有了。」

幾經波折後，在身心恢復良好情況下，我毅然決然投入志工行列，特別選擇癌症資源、腫瘤科門診，每天與病友互動相處，以過來人的身分，與癌友們分享抗癌心路歷程，並給予支持關懷與勉勵。「因為我也走過這艱辛的路程，可以體會您的心酸、痛楚，但您並不是孤單一個人，因緣份讓我們在抗癌的道路上相遇，我會陪您一起走過……。」

如今，我的志工服務延伸至安寧病房，為病人梳洗身體、按摩、陪伴，為了精進照顧技巧，特地往返屏東與高雄，參加多場的安寧與療護課程，讓癌末病友可以得到更好的照料。

我也在安寧病房服務期間，看到了許多的生老病死，不禁感嘆人生無常，凡事珍惜當下所擁有的一切美好。

至今，我成為志工已經十二年了，服務、陪伴過許多病友，甚至擔任過傘兵部隊的志工媽媽，在他們有需要的時候，給予服務與陪伴，我感到非常榮幸。

我們常說付出不求回報，但是當我在別人眼中、口中得到認同讚許時，這一切都變得更有意義了，生命很脆弱，也很強韌，當我們看破生死，生死就變得尋常。

把痛化爲養分，成爲生命中的祝福

治療期間我所面對的一切考驗，是我這一生最難忘、最刻骨銘心的經歷，當我躺在病床上，伴隨著各種不適，我已經沒有多餘的力氣捍衛自己的尊嚴，輾轉難眠的每個夜晚，我對人生感到絕望，甚至想放棄治療。

「媽咪，請妳放心治療，我們會好好陪妳、照顧妳。」慶幸身邊有家人陪伴，兒子跟媳婦的一番話，讓我備感窩心、感動，更有動力繼續治療，也更有力量傳遞更多的溫暖給需要的人。

如果不是家人的陪伴，我不會有那麼多勇氣對抗癌症，保持正向走到現在，同時也盡我所能，回饋給社會。

在這一次重大的疾病面前，我才是被愛的那個人——鄰居每天的愛心餐、好姐妹的溫馨接送，這些都是幫助我復原的良藥與精神上最大的支柱，尤其是在家人的體貼與悉心照顧下，我才能迅速康復。

只有親身經歷過的痛，才能將痛化為養分，進而成為別人生命中的祝福。一直以來，我都在心中告訴自己：「我不會被打倒，我會越挫越勇！」期待明天會更好，每天要求自己變得更堅強、更勇敢，才能把這份力量帶給更多人。

9　4　1
10　5　2
11　6
12　8　7　3

1、4、9、寶貝孫溫馨陪伴，療傷期間的孃孫情懷。
2、3、走出户外，勇敢踏出第一步，再次感受到溫暖的陽光。
5、6、家人歡聚是最幸福的時刻。
7、8、擔任傘兵部隊志工媽媽，與弟兄歡喜會談。
10、院內長官同事溫馨關懷。
11、難得的四代同堂家人聚會。
12、陪伴病友走出傷痛，迎接美麗風景（畫作）。

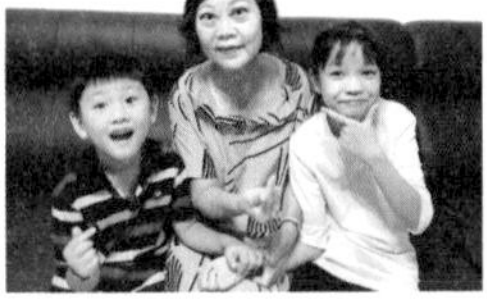
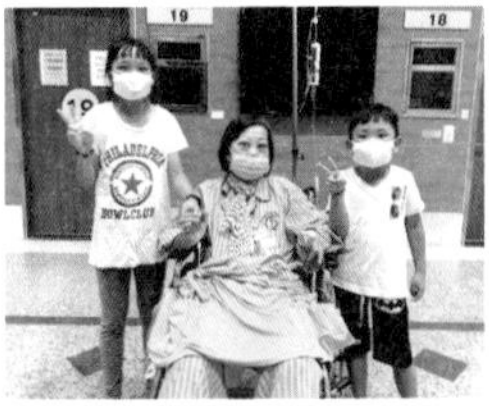
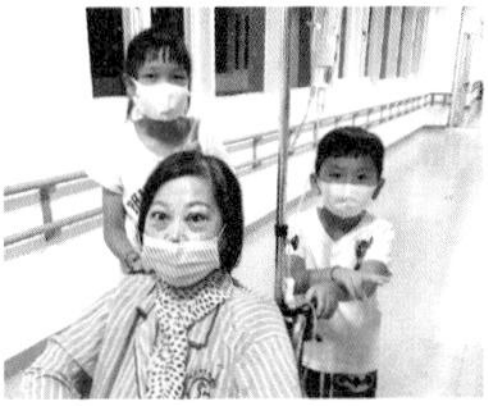
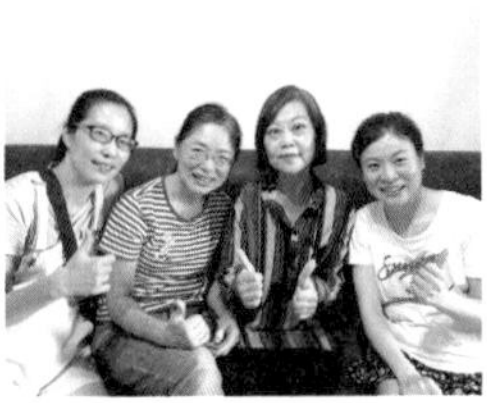
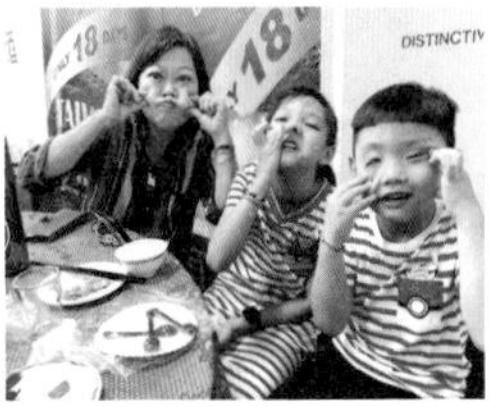
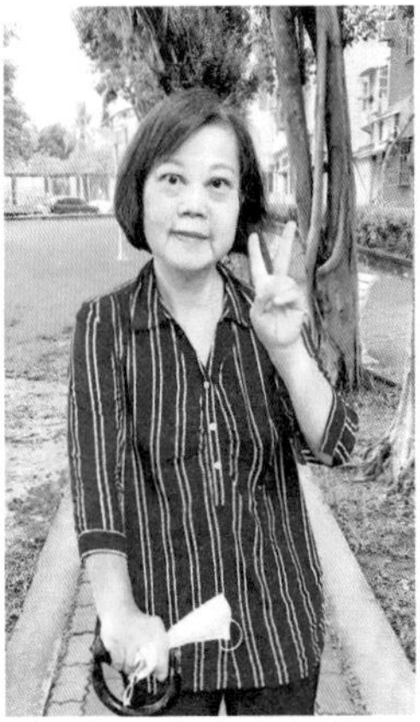
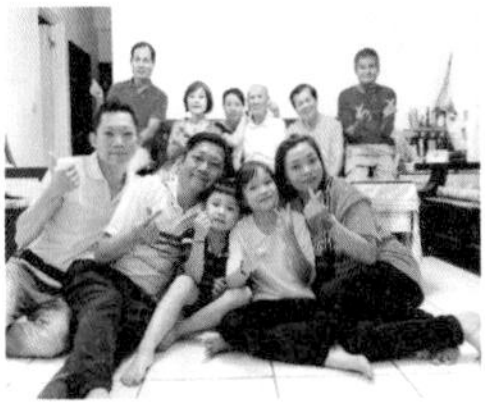
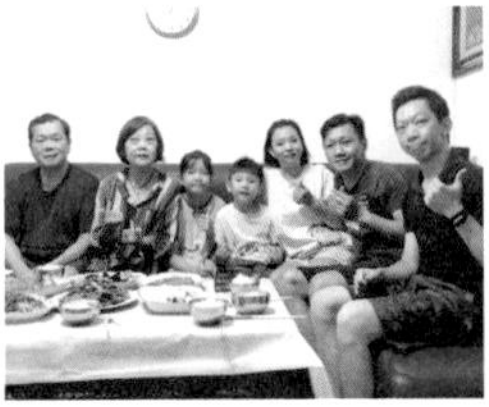
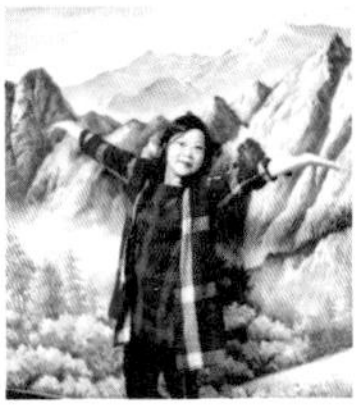
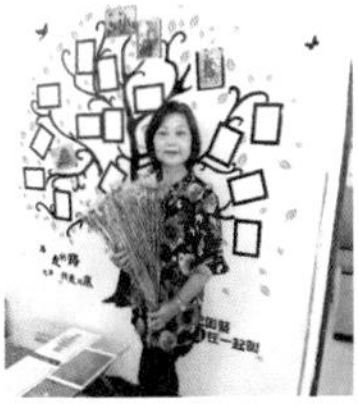
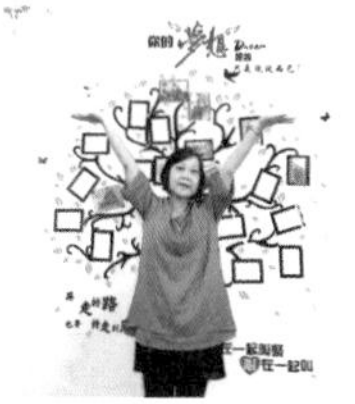
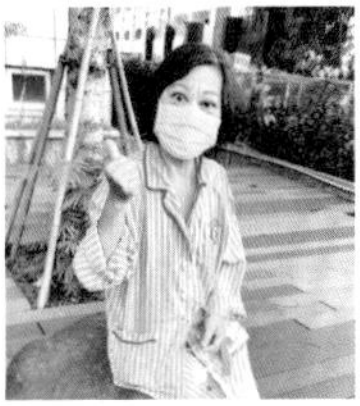

07

希望不滅，快樂永跟隨；心態轉變，幸運永不墜。

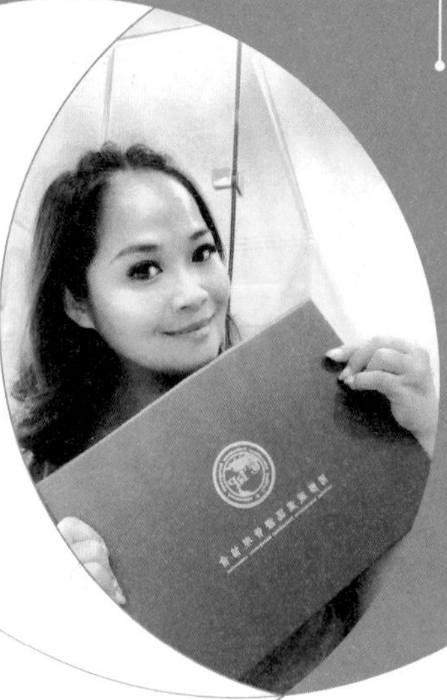

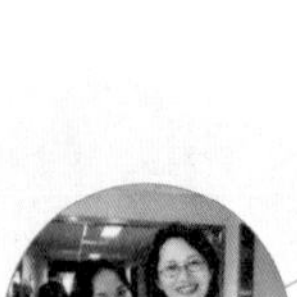

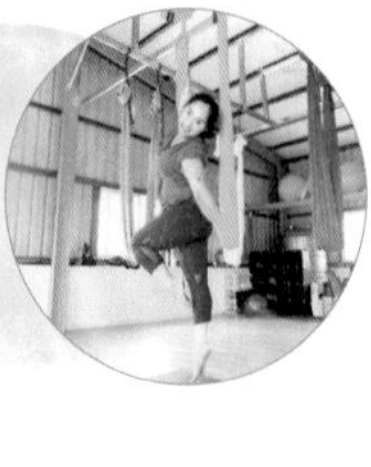

再創奇蹟的浴火鳳凰

——許智琇

急性骨髓性白血病
診斷時間：2014年2月

「已經到年底了啊！」撕下日曆，想著今年紅斑性狼瘡最後一次回診，自己就又撐過一年了！然而，醫生的一句話，把我打回地獄……。

「還有百分之三十的機會」到「確診」

「我懷疑可能是血癌，先抽血檢查，一個星期後回來看報告……。」醫生的這句話讓我愣住了。

由於媽媽在一旁，我只能強顏歡笑地說：「沒關係，還沒確診，也有可能是看錯嘛！」回診看報告時，醫生說：「妳有七成的機率罹患血癌，年後安排血液腫瘤科回診。」

這次，我依然對自己說：「沒關係，還有百分之三十的機會。」

二〇一四年二月，老公陪我到血液腫瘤科回診，當天醫生已經百分之九十五確定我是急性骨髓性白血病，雖然明知已經是確診了，我還是勉強安慰自己：「我還有百分之五的機會……。」在回程的路上，故作堅強的老公已經忍不住淚流滿面。到家後又接到醫院打來的緊急電話，由於情況危急，需要立刻接受治療，而我卻回答：「讓我考慮一下吧！」

我不敢也不想回醫院治療，我的孩子還那麼小，正是需要媽媽的年紀，要是我進去了，還有沒有機會可以出來？

改變，從「頭」開始

每當我迷惘時，我選擇與信仰溝通，下定決心為了我的家，再拚一次。

化療的第一天，眼看著透明軟管逐漸變紅，頓時有一股想要拔掉胸口上那根針的衝動，直到小紅莓輸入身體，我才放鬆下來，對自己說：「好了，戰爭已經開始了，一定能贏！」

化療開始後，彷彿身體所有機能停止運作：口腔長滿黴菌讓我無法進食，味覺也產生變化，連我最珍惜的頭髮也開始瘋狂掉落……。

每當早上醒來，發現枕頭上佈滿掉落的頭髮，都會感到莫名心慌跟害怕，忍了兩個星期後，決定把頭髮理掉，不想再讓掉髮影響到我的情緒。

隨著頭髮的掉落，心境也跟著改變，對著鏡子裡的自己微笑，也體悟到改變真的從「頭」開始了。

有智琇在的地方，就會有歡笑聲

醫院十三樓的重症區沒有笑聲、歡樂聲，走廊明明開著燈，卻還是感到陰暗，只有病人與家屬沉默與冰冷的哀傷遍布四周。唯獨我不把化療當一回事，常常可以聽到我的病房傳出笑聲，有一位護理師對我說：「有智琇在的地方，就會有歡笑聲。」因為這句話，開啟了我的使命感！

「我還能用自己的經歷鼓勵他人，讓他們也能坦然面對生病、罹癌這件事。」所以在化療期間，除了患者的身分之外，我還是其他癌友的心靈輔導員，安撫癌友們害怕的心，也帶給他們歡樂，重新發掘自己更多的存在價值。

雖然我的化療過程並不是很順利，除了副作用，還有感染的遭遇，但是我並沒有被這些障礙打倒，反而一次又一次對自己說：「我還可以撐下去，一定可以！」

直到最後一次化療，努力地為自己加油，只是，這一次我真的撐不住了……。

只要身體一動，就會讓我痛到無法入睡，只能將止痛藥不斷往嘴裡塞。

「我覺得這次好像撐不過去了，我真的好痛、好痛……。」醫師抱著我，哭著說：「相信自己，這麼愛笑又樂觀的妳，一定可以度過的！」

在所有醫療團隊、家人的照顧與安慰，終於讓我撐過了五次的化療。

命運再給的考驗，再創生命奇蹟

本來以為撐過治療之後，考驗可以就此結束，沒想到，上天又給了我另一個更大的考驗——紅斑性狼瘡轉變成類風濕性關節炎。

得知轉變的那天，情緒已經在崩潰邊緣，只是餘光看見身旁的女兒，便對自己說：「我要堅強，才能撐起我的家。」滿腔的情緒無法宣洩，最終在打電話給好友時崩潰了。這次我真的怕了，怕骨頭變形、怕發病後連累家人。沉靜了幾天後，我問自己：「難道真的要這樣就被打敗了嗎？」

當時被醫師說，我的紅斑性狼瘡只剩五年存活期，中間還因為急性結石引發敗血症昏迷，到後來的急性骨髓性血癌，我都能撐過來，難道區區類風濕性關節炎，我就撐不過嗎？

如果這麼容易就被打敗，那我之前的努力到底算什麼？我一定要再創一次奇蹟！

我對抗紅斑性狼瘡三十年、對抗血癌六年，到現在轉變成類風濕性關節炎，像浴火鳳凰般的重生歷程，希望可以藉由文字來鼓勵與我有相似經歷的人。

老天爺給予的考驗，或許讓妳的人生出現困境與天翻地覆，但唯有改變心態，坦然面對才能擁抱嶄新的人生。

6 5 1
7 2
10 8 3
11 9 4

1、2017 年台南市身障者職場楷模領獎。
2、捐贈栽種白柚、紅文旦給社福團體。
3、帶家人出遊。
4、年會表演幫舞者做彩妝造型。
5、進修獲得芳療國際證照。
6、血癌主治醫師跟我訂購皮雕產品。
7、全家福合照。
8、一家人一起路跑。
9、養護中心義務教學。
10、化療出院後第一次參加路跑。
11、空中瑜珈教學照。

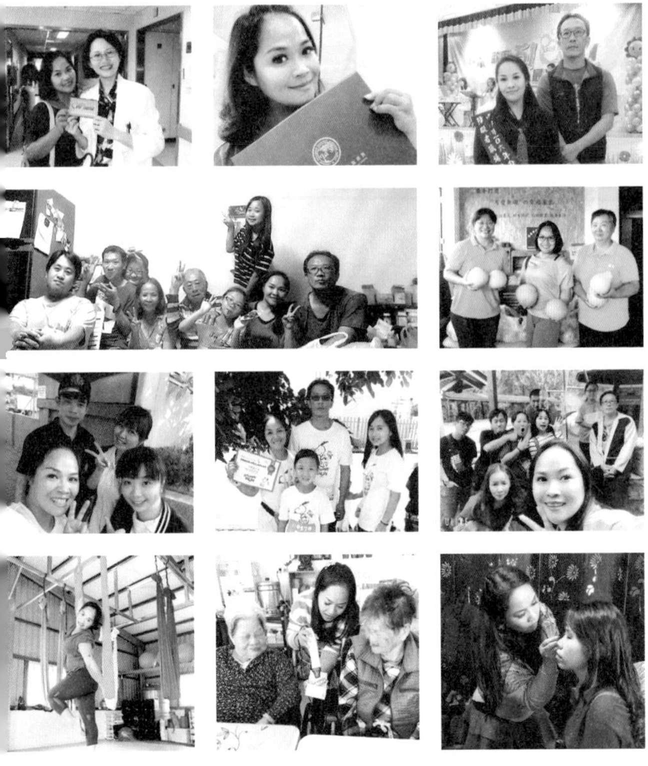

08

我們可以認命，但不可以認輸。

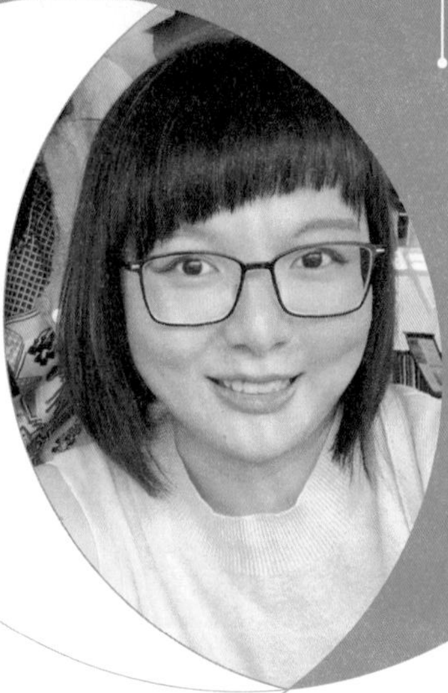

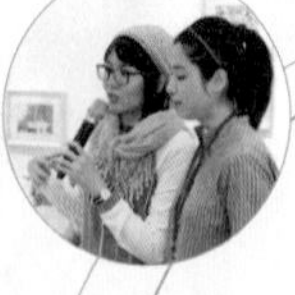

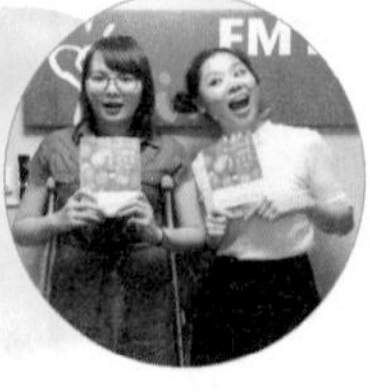

用畫筆傳遞力量的畫家

——張椀晴

惡性骨肉瘤
診斷時間：2012年9月

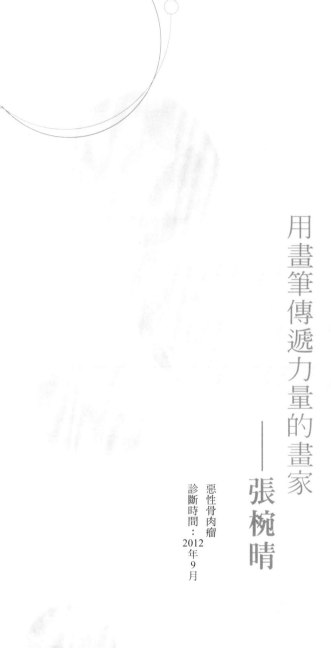

「各位旅客，花蓮站快到了，請收拾好隨身攜帶的行李……。」

二〇一二年九月，我應該搭上前往花蓮的火車，完成最後一年的學業，展開未來的旅程。沒想到命運的列車卻脫軌，駛向醫院的血液腫瘤科病房……。

百萬分之一的機率，被我遇見了……

回想當時的情景，沒有過任何異狀的右腳膝蓋，突然間疼痛起來，原本以為是日常生活不小心造成的皮肉疼痛，就沒有把這個徵兆放在心上。

不久之後，體重也在短時間內掉了近十公斤，那時還竊喜自己減肥成功，直到出現長短腳的現象，讓我不得不開始注意這些不尋常，經過斷層掃描後，發現右邊的骨盆不見了。

「醫生，這是什麼意思？」我指著右邊骨盆問道。

「這是惡性腫瘤。」我被診斷出罹患了「惡性骨肉癌」。

當時，我並沒意識到情況多麼嚴重，直到醫生說：「未來的生活都要依靠枴杖和輪椅行動。」才讓我深受打擊，瀕臨崩潰。

餘生只能拄著枴杖，對於當時才二十一歲的我來說，比確診罹癌還要更難以接受。

自從生病之後，「為什麼是我？」的疑問一直徘徊在腦海中，覺得人生已經再無目標，長達半年的時間，不願意跟旁人互動溝通。原本充滿彩色的人生轉變成黑白默劇，我能夠想像，未來的人生場景只會有白色病房⋯⋯。

剛轉進93病房的那天晚上，才剛結束手術的陳威明副院長，來到病房探望我：「我是妳的主治醫師，妳現在感覺如何？」

「醫生可能會選擇病人，但沒有父親會放棄自己的孩子！妳可以叫我陳爸爸，放心把自己交給我，我們都會幫妳的！」這句話，讓我重新看見生命的曙光。

後來才知道，當時我的狀況在醫學上的數據，五年存活率僅有百分之八，手術成功率更是極低，但陳爸爸仍願意為了這極小的機率，為我開刀。

重拾畫筆，不願做「手心向上」的人

治療的日子相當漫長，尤其是手術後的神經修復造成的疼痛和化療的不適，更讓人覺得每一天都是煎熬，需要依靠大量的止痛針舒緩疼痛，連怨天尤人的力氣都沒有。

渾渾噩噩過著每一天，直到轉頭瞥見放在病房角落的畫板，是大學學妹為了我，專程從花蓮耗費四個小時，只為了將笨重的畫板扛到台北。

她帶著畫板到醫院的那天，我的白血球數值剩下不到一千，整個人昏昏沉沉，她就靜靜坐在病床旁陪伴，回花蓮後，只留下一則訊息：「我不知道能為妳做什麼，但我想妳應該會想要做最喜歡的事情。」

看著這則訊息，心裡的溫暖蔓延，同時，也想到不久前看的《Love Life》，是藝人陳建州為三位跟我一樣患有骨肉癌的十五歲女孩拍攝的紀錄片，她們被醫生告知存活率是零的情況下，仍用自己所剩不長的生命告訴大家，能夠活著是多麼幸福的事情。

「如果生命真的剩下不到五年，是不是可以留下些什麼？」拍掉畫板上的灰塵，拾起畫筆，在畫布上畫下第一筆，也為接下來的人生重新填上色彩。

結束治療後，我只能臥床在家或是倚賴輪椅，家人需要負擔日常照顧及治療所衍生的問題、費用，也讓我感到相當無奈且自責，於是利用了朋友們開玩笑時所成立的粉絲專頁，開始推出不同商品販售，嘗試用創作養活自己，讓自己免於成為一個只能「手心向上」的人。

「阿布，我很羨慕妳，興趣也可以賺錢。」但有誰知道，當生命被宣判所剩時間可能不超過五年時，只剩下畫畫選項的我，沒有退路，只能設法靠畫筆走出屬於自己的路。

可以認命，但絕不認輸

「姊姊，我以後再也不能跑步了……。」小藍（化名）沮喪地說，她也是骨肉癌患者，但與我不同的是，她是在運動場奔馳的運動健將，對於未來可能再也無法重回運動場感到無助、失落。

「妳不能在運動場上發光發熱，但妳可以成為他人背後的推手，這也是另一種熱愛運動的方式啊！」

過去，我只糾結於存活率，總是悶悶不樂，現在，儘管我還是不知道生命會在什麼時候結束，但我將每一天都當成最後一天在度過，以「過來人」的身分，與癌友們分享治療期間的相關經驗。希望自己成為大家的「導航」，期盼可以引領其他癌友安心地走在抗癌這條路上。

「我覺得妳很勇敢！」許多人聽完我的經歷，都會對我這麼說。

其實過程中，我也曾經不勇敢，但有醫療團隊和家人的支持，讓我理解到真正的勇者，是當你知道未來會遭遇困境，依然願意鼓起勇氣挺胸向前。或許，我們無法改變罹癌的命運，但可以創造獨一無二的人生。

我們可以認命，但絕不認輸！

5 1
2
6 3
7 4

1、出書。
2、和好朋友一起看籃球賽。
3、和好朋友一起畫圖。
4、和家人出門
5、兒科副主任沈青青（左一），幫許多兒癌孩子圓夢的幕後推手。
6、中正紀念堂畫展。
7、畫畫中。

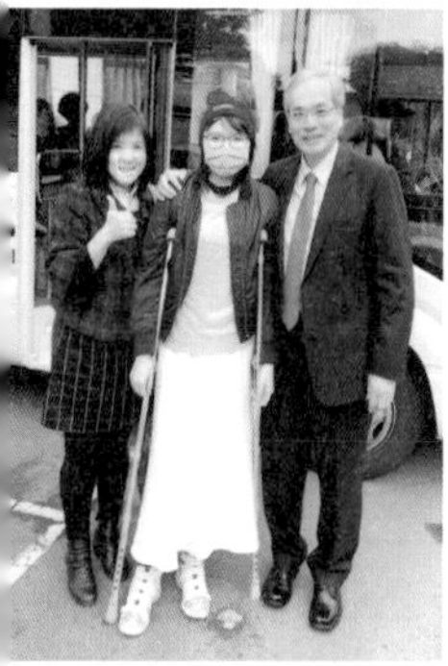

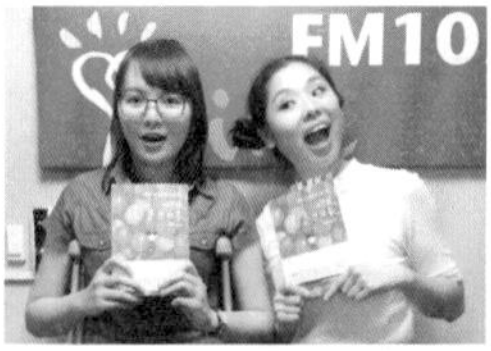

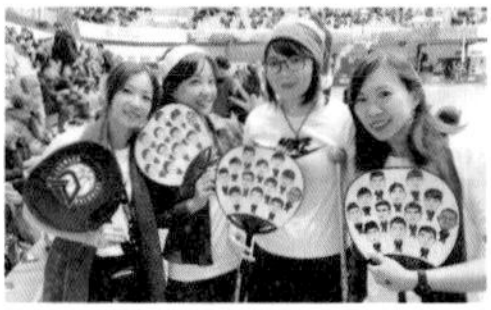

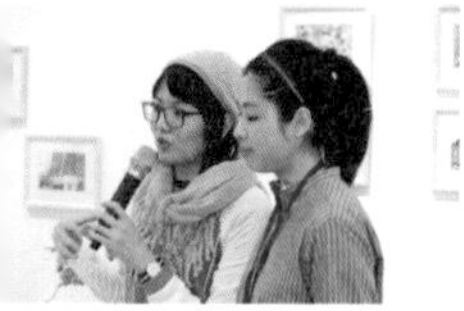

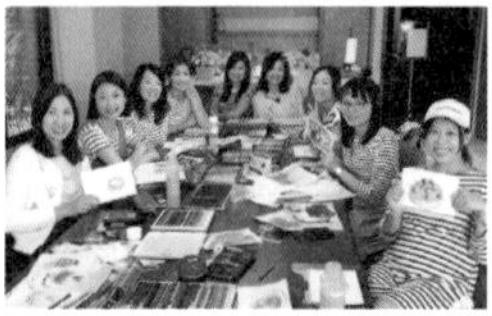

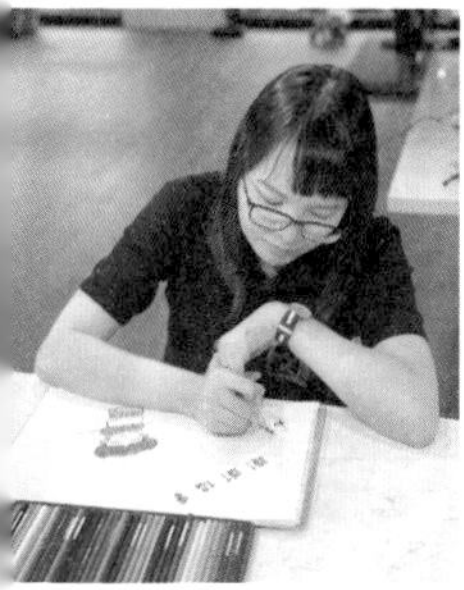

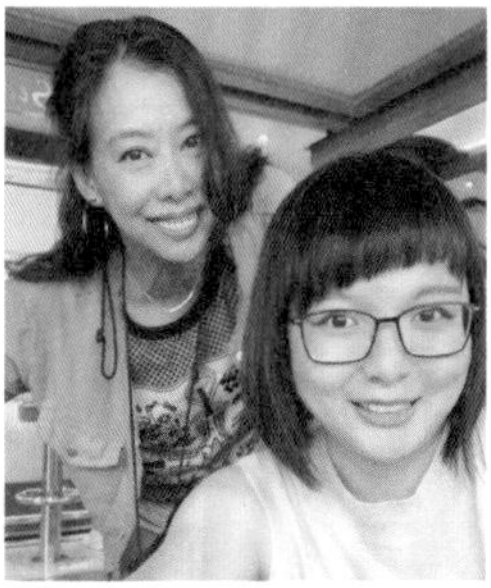

09

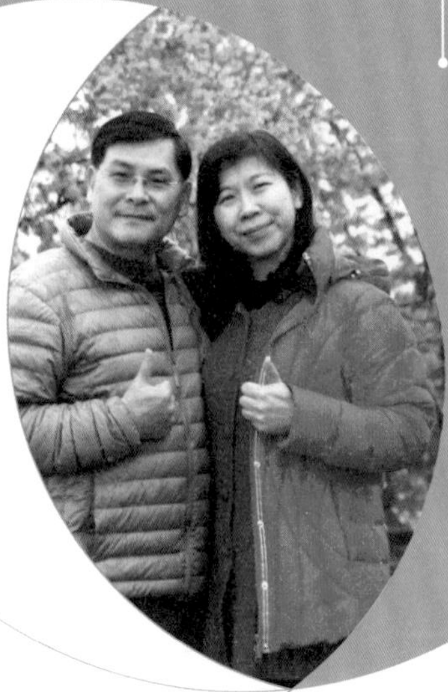

保持感恩的心面對無常，善待身體細胞，與癌共存。

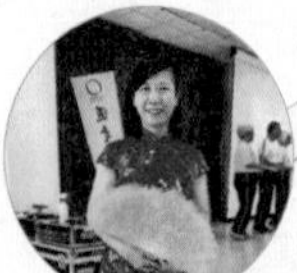

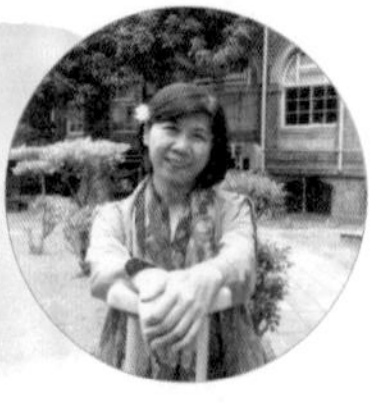

歷經四次生死的奇蹟人生

——榮惠芬

乳癌、肺癌

診斷時間：2004年、2007年、2010年、2017年

原以為只是一般健康檢查，沒想到卻一發不可收拾……。當年三十七歲的我，發現乳房超音波有異狀，帶著忐忑不安的心情到醫院做了詳細檢查，確診乳癌第一期。

兩次的罹癌經驗，讓我因禍得福？

聽聞噩耗時，腦袋一片空白，沒有力氣思考下一步應該怎麼做，滿腦子掛心的是還在就讀國小的女兒。

「我會為了兩個女兒努力治療！」抱持活著就有希望的信念，我要親眼看著她們步入禮堂。

為了根除癌細胞，將右乳局部切除、腋下淋巴清除的手術；八次化療、三十五次放療、五年的荷爾蒙治療，原以為抗癌歷程到此告一段落，生活可以回歸正軌，卻沒想到老天又對我開了一次玩笑。

「在妳的身體發現一顆一．二公分的腫瘤……。」

二〇〇七年，我罹患第二個癌症——肺腺癌第一期。

當醫師說要切除右肺中葉，我才驚覺是不是過去不規律的生活作息，成為壓垮自己的原因。右肺中葉切除後，說話會喘、走路緩慢，經常忍痛咳嗽，心想再這樣下去不是辦法，因此，開始每天練習吹氣與爬樓梯，訓練肺活量。每個週末先生會陪我去爬山，持續一段時間，體力甚至比手術前更好，也算是因禍得福吧！

命運再給一巴掌，肺癌復發、骨轉移

治療結束後，於二〇一〇年回醫院定期追蹤肺部情況時，發現右肺下葉再次冒出三顆惡性腫瘤。

「從來沒有菸酒的不良嗜好，也很努力治療，為什麼癌症一直找上我？」我的心跌落至谷底，成天鬱鬱寡歡，不斷責怪自己是不是做錯了什麼？恐懼與不安吞噬了我。

「之前的治療，右肺中葉已經全部切除，如果這次再把右肺下葉切除，會嚴重影響生活，可能往後走路都會喘。」醫生語重心長地表示。

「切除之後，腫瘤要是再長出來怎麼辦？」

我下定決心徹底改變生活習慣與心態，每天早起運動，認真對待每一口放進嘴裡的食物，學習與癌和平共處。我的抗癌之路異常艱辛，以為歷經三次罹癌後，一切能重新開始，萬萬沒想到二〇一七年會再次經歷生死。

炎炎夏日，一如往常的我到公園拉筋，聽到骨頭「喀擦」一聲，大腿開始疼痛，檢查後發現是脊椎滑脫，後續接受復健、喬骨、原始點治療，都不見好轉，反而日漸嚴重，彷彿有電鑽不停地往骨頭裡面鑽，在這期間體重掉了七公斤。

檢查後，肺腺癌轉移到髖關節，當天緊急安排住院，進行左腿髖關節置換手術。

怎麼也沒想到這是我經歷過最嚴峻的一次，住院治療二十五天中，引流管裝了三星期才拆除，前後輸血數次，還因為酒精導致全身過敏……。在腳疼與全身過敏雙重夾擊下，光是抬腳復健都會痛到掉淚，剛出院的那陣子只能依靠輪椅行動，失去了行走的能力，甚至連如廁洗澡都要旁人攙扶，最難過的是平時熱愛的爬山、瑜珈以及跑步等運動，從今往後都要避免。

直到我失去這些後，才驚覺看似平凡的日常有多麼珍貴。

還好，身旁有親愛家人的關懷與支持，細心照護我的生活起居，不斷陪伴復健，慢慢不依賴助行器與枴杖，恢復自行走路。

人生終極考驗，喪偶、癌症雙重打擊

當我日漸復原時，一向身強體壯的先生，因咳嗽就醫後，就再也沒有回來……。

家中頓時失去依靠，這種椎心之痛遠遠超過治療過程中承受的痛苦，整顆心瞬間被掏空，日子過得渾渾噩噩，天天以淚洗面。當心情沮喪得無以復加時，我的腳再次痛到幾乎無法行走，肺部的癌細胞也加速長大。

「我會照顧好自己，你放心離開吧！」想起曾經對先生應下的承諾，再多麼心痛難耐，我還是打起精神繼續治療。

還好有女兒無微不至的照顧、陪伴，努力克服所有副作用，時間漸漸帶走傷痛，病況也趨於穩定。罹癌迄今已邁入第十六年，仔細想想，老天其實對我很好，給了我四次機會，讓我能檢視自己過往的生活方式，也改變人生觀念，不再把工作和金錢擺在第一順位。

生病之後，開始學習陶笛、竹笛、烏克麗麗、薩克斯風、合唱等，考取桃園市街頭藝人的證照，為我音樂志工的道路揭開序幕，經常前往各地的養老機構、關懷服務協會、公益單位表演，透過輕快的陶笛樂聲，療癒更多為疾病所苦的朋友。

我們不能決定人生的長度，但可以決定它的寬度。

當有困難來臨時，面對它、接受它、放下它，每一天都要開心地活著，帶著這份信念，做自己生命的主人！

4 1
5 2
7 6 3

1、髖關節術後，拄著枴杖到南投靈巖山寺朝山。
2、與好友們定期去山上露營。
3、2018 年 8 月於台大醫院拍攝，復健的療程結束。
4、2017 年 2 月於宜蘭梅花湖全家旅行。
5、於拉拉山恩愛農場出遊。
6、2020 年 9 月陶笛與舞蹈表演。
7、前往安養中心探望婆婆，以及表演陶笛。

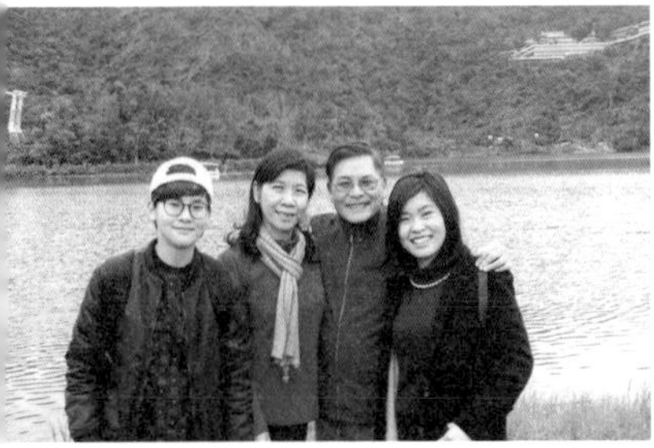
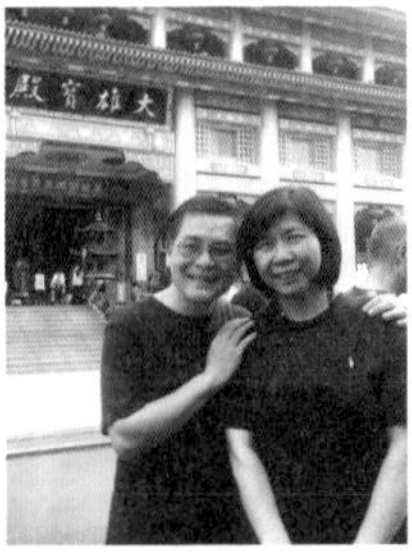

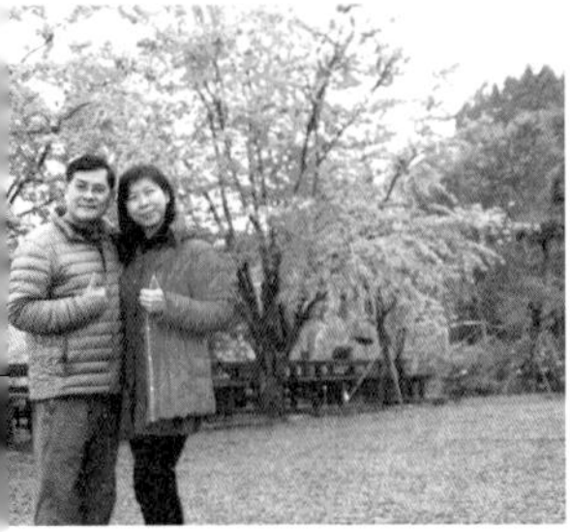
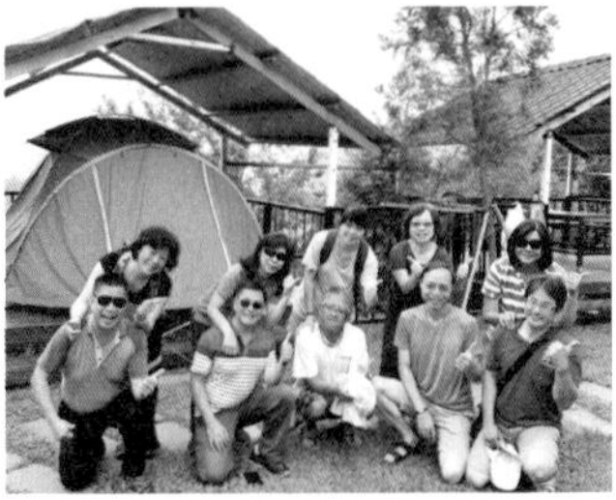
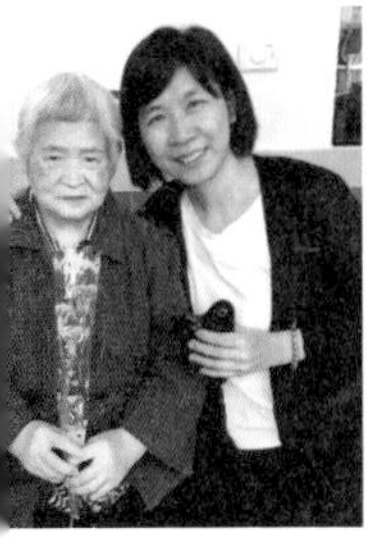
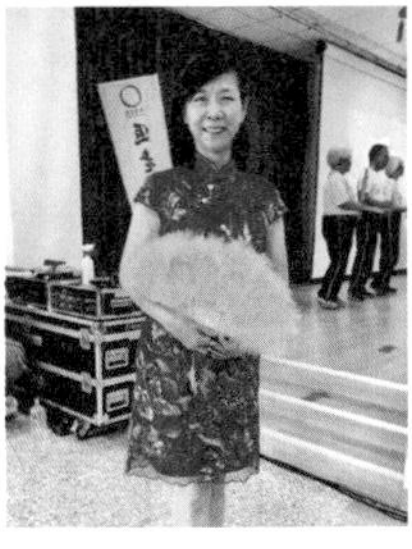
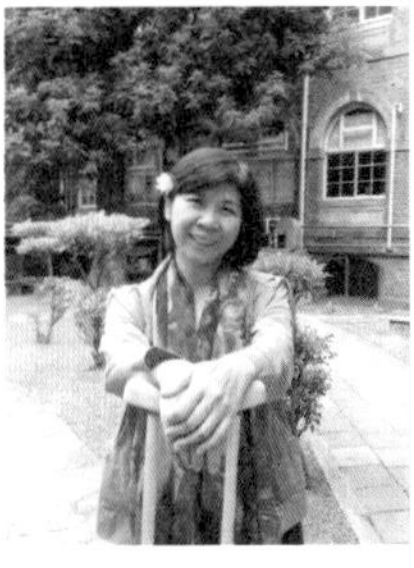

10

我們不需要多勇敢，
而是學習接受事實與面對困難。

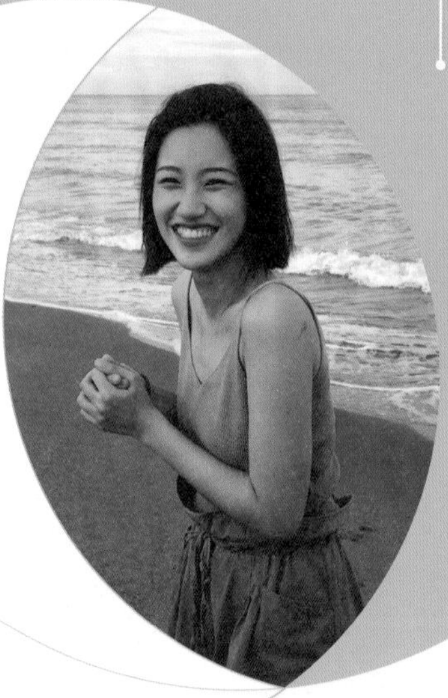

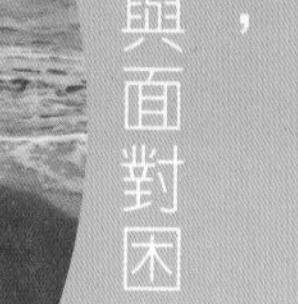

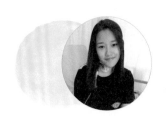

注入快樂，逆轉生命的低谷

——盧妍蓁

急性前骨髓細胞白血病
診斷時間：2017年9月

「你罹患的是……急性前骨髓細胞白血病。」

「我終於知道身體長期不舒服的原因了！」得知罹癌的當下，我居然是開心的，因為身體長期的不舒服終於找到了原因。沒有悲傷、沒有憤慨，只感覺像是一顆巨石重重的沉入湖底，湖面仍然是一片平靜，像什麼都沒有發生。

莫名瘀青、頭疼欲裂，原來是癌症徵兆

入院後的第三天，平靜湖泊終於掀起了漣漪。當我一看到姊姊走進病房，眼淚終於忍不住流下。

那時，我才明白自己是害怕、不甘的，像是逼近臨界點的水壩，隨時都可能面臨潰堤……。

升高三的暑假，正準備迎接水深火熱的學測，身體卻在這時越來越不受控制。頭痛、氣喘等症狀接踵而來，本以為是學測壓力太大，導致的心理負擔，而這些狀況卻持續好幾個月……。

「最近視線周圍閃爍白光、身體莫名出現大塊瘀青、樓梯爬不動，還頭暈目眩……。」確診前一週，因為出現新的症狀而就診。

醫生強烈建議我到醫院檢查，甚至語重心長地說：「就算要住院治療也要配合，健康最重要。」離開診所前，醫生一再叮囑。

「既然醫生都這麼說了，那就去檢查看看。」隨便換了件衣服，穿了拖鞋就到醫院檢查，沒想到一

進去就是一連串長達四十八天的檢查及初步治療。

我的治療期不算長，只有八個多月，其中五個多月是在病房裡度過，經歷了五個階段的療程、六次骨髓穿刺、大約一百次的靜脈抽血上針、約四百四十小時的化療注射、吞下兩千五百顆的藥錠。

你看，我還參加學測了！

「不一定會有明天，所以必須將每一個今天都當成最後一天，才不會留下遺憾。」

直到與死亡這麼接近，我才知道這是一句名副其實的金玉良言，為了避免留下遺憾，我能做的便是將更多快樂注入生活。

「妍蓁，妳要不要考慮休學一年專心養病？」治療的痛苦不是三言兩語可以形容，治療期間的免疫力低下，也不能到校跟同學一起上課。

「他們現在應該在上國文課吧……。」看著時鐘，想著平常這個時間，我應該在教室上課，頓時感到孤單，也充滿埋怨。為什麼是我？我只是個高三生，還有很多事等著我去體驗，怎麼就被困在這個病房裡？

即便我的每一天都被治療的不適及控制病情的藥物填滿，但心中總是缺少了一塊，莫名有些空虛。

「在我身體狀況還行時，可不可以繼續上課？」我向醫生跟媽媽提出了這個想法，學校也為我進行討論，讓我可以在住院的同時，用手機直播的方式，同步上課。

「為什麼要這麼拼命的讀書考試？」很多人認為比起健康，就學根本不是件急迫的事，紛紛表示不解。

「如果我考得不錯呢？不就是賺到了嗎？」我開玩笑地說。

如果直接放棄當年的考試，看著朋友們一個個進入下一個階段，自己又得經歷一次孤軍奮戰，想想就覺得難過！除此之外，我也想向別人證明，罹癌的人並不是只能待在病房裡，也可以跟其他人一樣上課、考試。

「我不但沒有休學，還參加了學測、美術術科和特殊生考試呢！」

幸運也不幸，爲風暴中戰友送溫暖

過去，我是個普通學生，沒有遠大的人生目標，跟著同儕做一樣的事，期待被寵愛，然而生病之後的這段期間，我感受最深的是——無論多少人給予關心，在病房之內，只能自己承擔苦楚，沒有人能代替我痛，與其期待被呵護，不如讓自己更壯大。

「我的孩子也是癌童……。」治療期間，我的媽媽曾在社群網站上分享我的抗癌經歷，也收到許多癌童父母的來訊，字裡行間透露著孩子罹癌，讓他們感到無比自責與無助。

「因為經歷過，所以理解他們的感受。」我和媽媽決定一起去探訪他們，分享自身的經驗，也給予支持，希望可以用我小小的影響力，給正在風暴中的戰友一些溫暖。

治療結束後，與癌童家屬和馬偕醫院共同舉辦「看見幸福」音樂會，讓更多人瞭解兒童癌症，也協助這些孩子募資經費，讓他們不再為龐大的醫療費用擔憂，能夠放心接受治療，希望激勵更多正深陷在低潮的人們。

健康不是理所當然，許多生病的人也並非犯了錯，人生本來就不公平，就好像是打牌，拿到好牌不可鬆懈，拿到爛牌也要竭盡所能將手中握有的可能，發揮至最大價值。

我很不幸，也很幸運，在正值青春之際上了人生最重要的一課，我會用一生來修習這堂學分。

4 1
5 2
6 3
7

1、全班來醫院拍畢業照。
2、手繪卡片送所有護理師。
3、與癌友拍攝《無懼的光彩》。
4、與癌友在病房拼拼圖。
5、護理師與癌友一起拼圖。
6、接受採訪分享抗癌經歷。
7、在醫院舉辦募款音樂會。

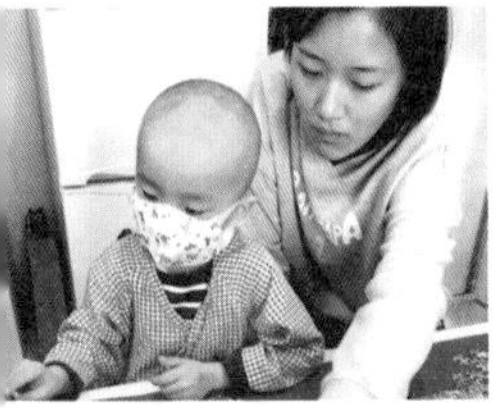

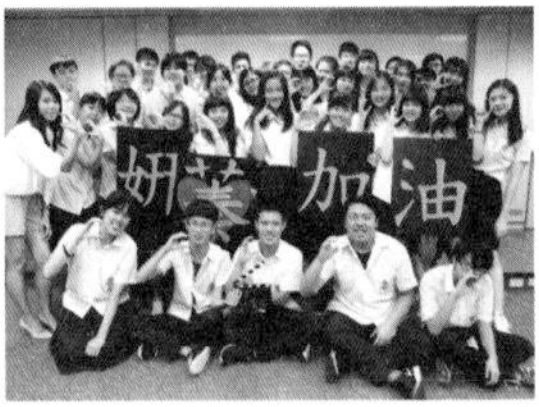

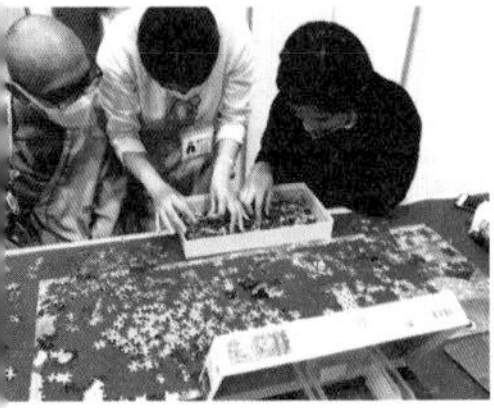

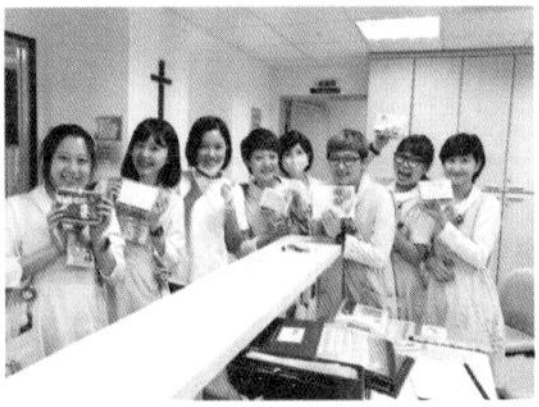

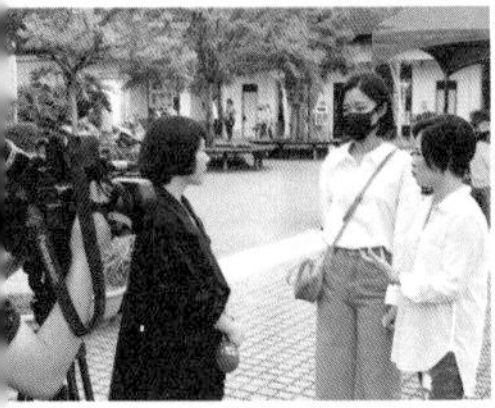

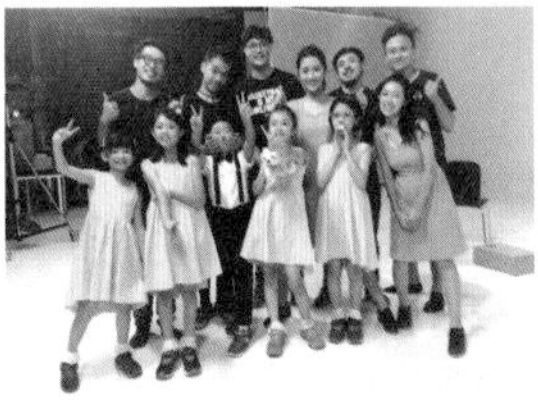

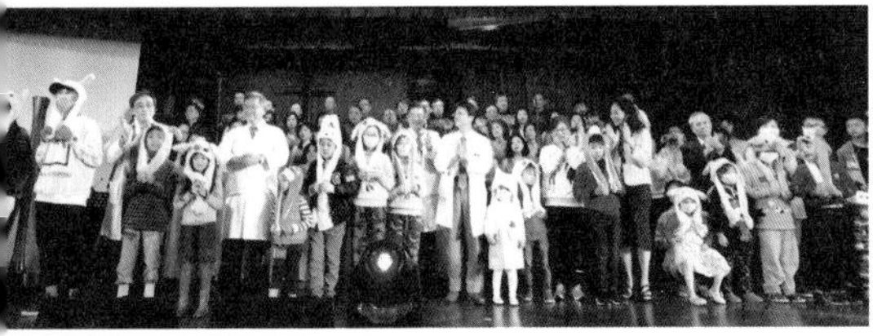

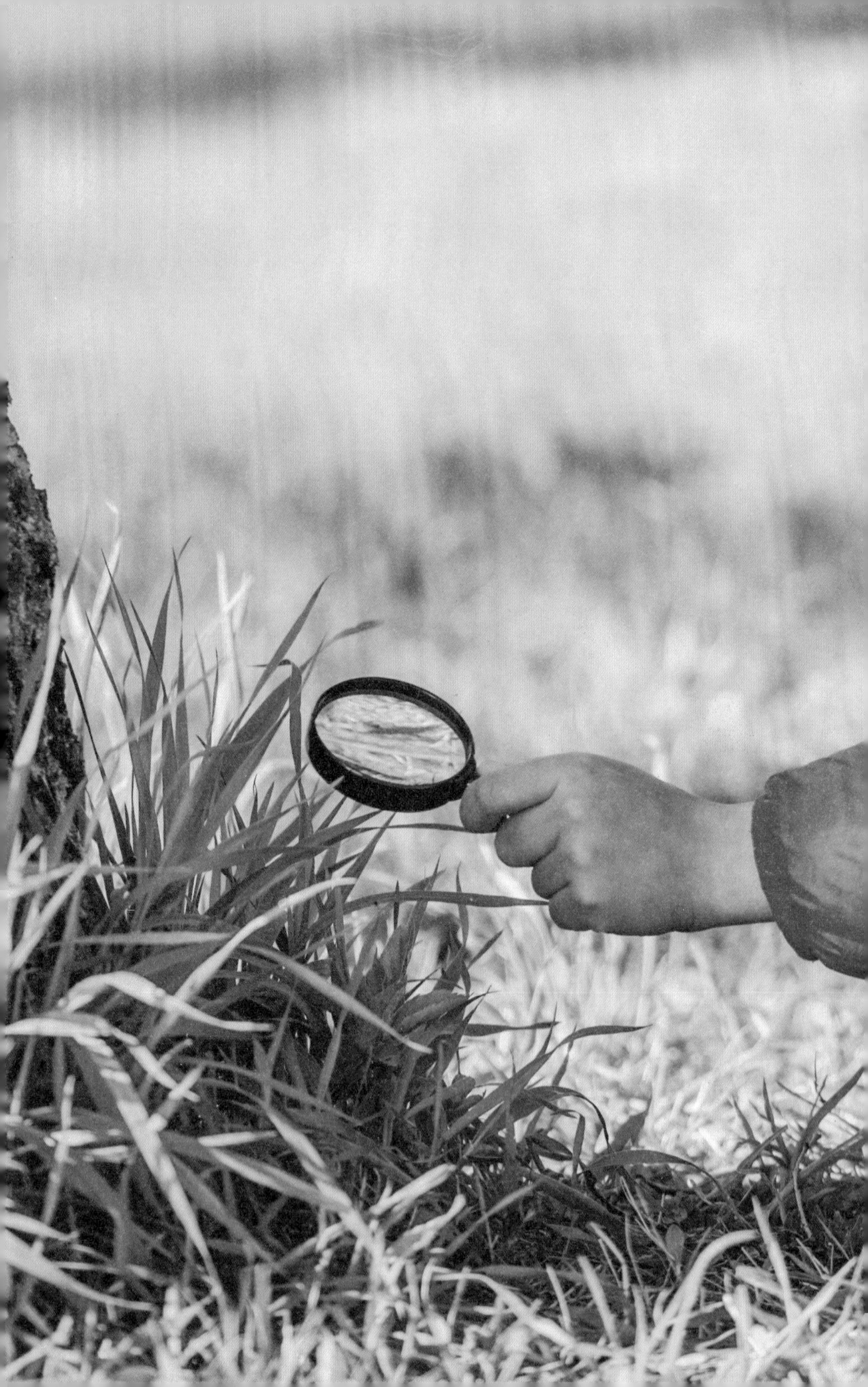

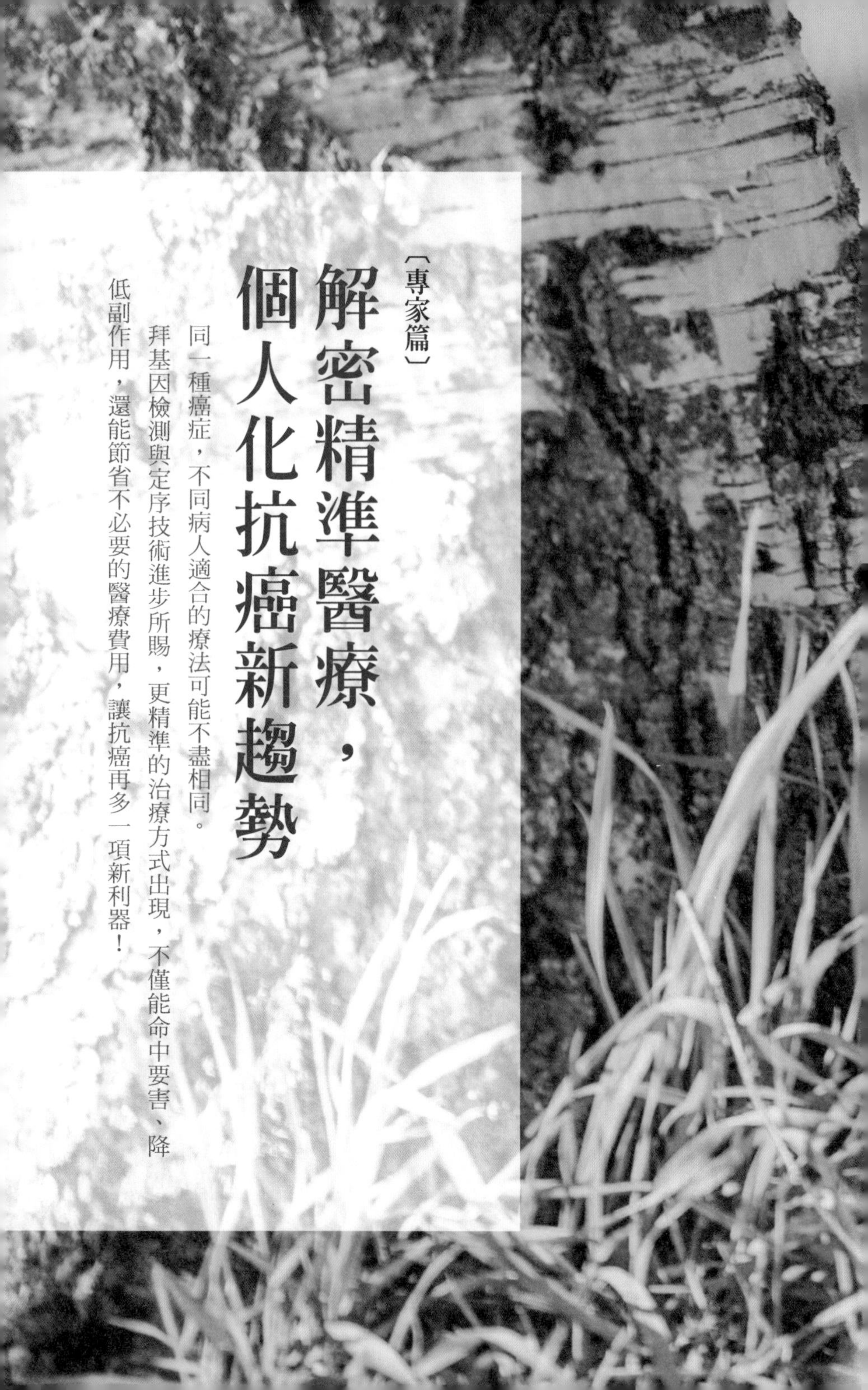

〔專家篇〕

解密精準醫療，個人化抗癌新趨勢

同一種癌症，不同病人適合的療法可能不盡相同。拜基因檢測與定序技術進步所賜，更精準的治療方式出現，不僅能命中要害、降低副作用，還能節省不必要的醫療費用，讓抗癌再多一項新利器！

PART 1

抗癌添新利器，精準醫療開創新局

採訪．撰文／趙敏

諮詢專家／臺北醫學大學臺北癌症中心院長　邱仲峯
臺北醫學大學臺北癌症中心副院長、
衛生福利部雙和醫院癌症中心主任　趙祖怡

資料整理／台灣癌症基金會

以往，癌症常規治療通常以同一套方式，符合多數癌症病人；然而，同一種癌症，不同病人適用的療法可能不一樣。拜基因檢測與定序技術進步所賜，個人化且更精準的治療方式不斷出現，不僅能命中要害、降低副作用，還能節省不必要的醫療費用，讓抗癌又多了一項新利器。

癌症令人聞之色變，癌症時鐘快轉對於國人更是一大警訊。癌症蟬聯國人十大死因榜首，在面對癌症發生率不斷上升，如何延長病人存活期、有效降低死亡率，則有賴於精準治療。目前治療癌症的常規方式有手術、化學治療、放射線治療、標靶治療、荷爾蒙藥物和血管生成抑制劑，以及近年的免疫治療等。

過往希望用同一種治療方式或同一種藥物，可以通用於大部分的癌症患者。趙祖怡醫師則指出，同樣的治療不表示會有相同的結果，以前我們不瞭解癌症的成因和真正的機轉，導致都以同樣方式看待前來的癌症病人。

爲個人量身打造的精準醫療

隨著分子生物技術飛躍進展，人類對基因資訊研究越透徹，透過癌症基因檢測瞭解基因突變，以科學實證為基礎，為個人量身訂做治療計劃的「精準醫療」應運而生。

細胞是人體內最小的功能性單元，每個細胞都含有一個細胞核，細胞核內含一組基因體，基因體則有許多基因，基因由DNA組成，DNA複製時可能會發生錯誤，稱為「突

變」。（圖一）

「癌症是一種基因變異累積的疾病，但並不表示癌症是一種遺傳疾病。」趙祖怡醫師解釋，大約百分之八十五至九十的癌症與後天外在環境因子較相關，僅百分之十至十五的癌症形成則與遺傳因子相關。

外在環境因子占九成，甚至可以進一步說，癌症是一種生活型態的疾病。趙祖怡醫師說，百分之三十的癌症和抽菸有關，百分之七和環境汙染與輻射有關，百分之十四至二十則與肥胖相關，百分之十八和感染症有關。遺傳因子雖然無法改變，但環境因子可以改變，如果想避免癌症發生或復發，避開誘發因子有其絕對的重要性。

人體的兩萬個基因裡，約有超過三百個基因與癌症有高度相關性。當人體正常細胞中的癌症基因發生變異，細胞就會不正常增生，導致癌症的發生。

從腫瘤原發部位，到針對基因突變治癌

「精準醫療涵蓋的範圍非常廣泛，包含精準預防、診斷、治療、追蹤和照顧。」利用「生物標記」（Biomarker），例如從癌症病人的血液、尿液、腫瘤等取得蛋白質，或DNA上的

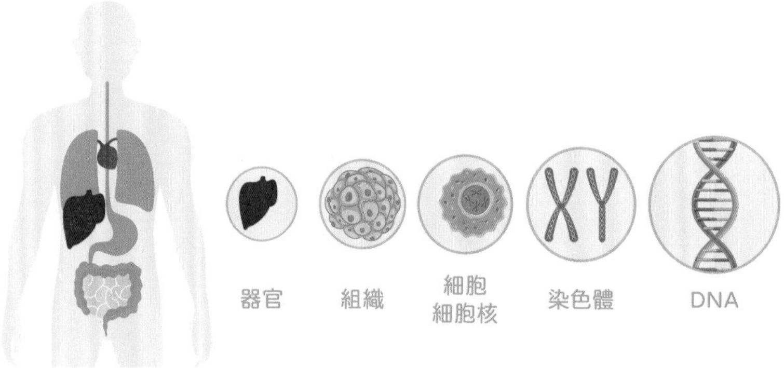

圖一

基因由 DNA 組成，內含所有人體運作的必要資訊，DNA 複製時可能會發生錯誤，稱為「突變」。 資料來源／台灣癌症基金會

基因變異或RNA，對應適合的藥物，能讓癌症病人獲得更好的治療效果，並延長存活期。近年之所以能實現精準醫療，主要是仰賴次世代定序（Next Generation Sequencing, NGS）技術的演進。蘋果創辦人賈伯斯在癌末時就曾接受基因檢測，當時花了十萬美元（約新台幣三百萬元），費用相當高昂。後來許多國家開始發展精準醫療計劃，定序價格持續下降，並推廣到臨床診斷，可在短時間內找出眾多病人的基因體變異位點，被視為突破性的進展。

以前的治療會先分群，癌別通常是以腫瘤發生在哪個部位來界定，接著按照癌別選擇治療方式。在現今醫療技術發展下，慢慢能夠縮小到依據哪一個基因發生突變進行治療，為病人量身打造，因此有更多相關的檢測出現。

多種治療方式，讓腫瘤無處可逃

常見的癌症治療方式已有多種，為什麼還要汲汲營營發展精準醫療呢？先跟大家介紹現今常見的治療方式。

一、手術：

癌症早期或未擴散的腫瘤，通常採取手術切除，但有些癌症屬於全身性的疾病，初始就轉移到其他部位，例如原本是肺癌，一開始就轉移到肝臟、腦部和骨頭，光做手術無法根除腫瘤，因為手術只能把原發部位的腫瘤切除，並不代表能夠痊癒，手術仍有其侷限性。

二、化學治療：

化療，可說是一場美麗的錯誤！過往人類發展癌症治療時，曾發現戰場上有些士兵吸了毒氣後，原本的腫瘤消失了，因此將化學藥物應用於癌症治療。但這形同「焦土政策」，化療藥物會不分青紅皂白，將好壞細胞通殺，因而導致嚴重的副作用。

在還沒有瞭解基因突變之前，有些病人接受治療後，最常見的死亡原因為感染，而非癌症本身；也有病人先天對化療藥物有抗藥性，即使接受化療，腫瘤依然持續惡化。即便如此，化療確實也幫助許多病人痊癒，因此才說是「一場美麗的錯誤」；發展精準醫療，就是希望美麗，但不要有錯誤。

三、放射線治療：

假如腫瘤的位置不適合開刀，或術後仍有癌細胞殘留，醫師可能會給予放射線治療，也就是俗稱的「電療」，確保癌細胞全部被清除。然而，針對轉移的腫瘤，放射線治療的角色，通常只用於局部控制或症狀緩解。

四、標靶治療：

隨著新一代藥物的開發，標靶藥物可說是精準治療的第一步。如果知道病人身上有哪些基因突變、帶有特定的生物標記，特定的藥物就能鎖定癌細胞攻擊，不僅療效好，也能大幅減輕副作用。以肺癌為例，如果病人帶有 EGFR、ALK、ROS1 等肺癌「驅動基因突變」，

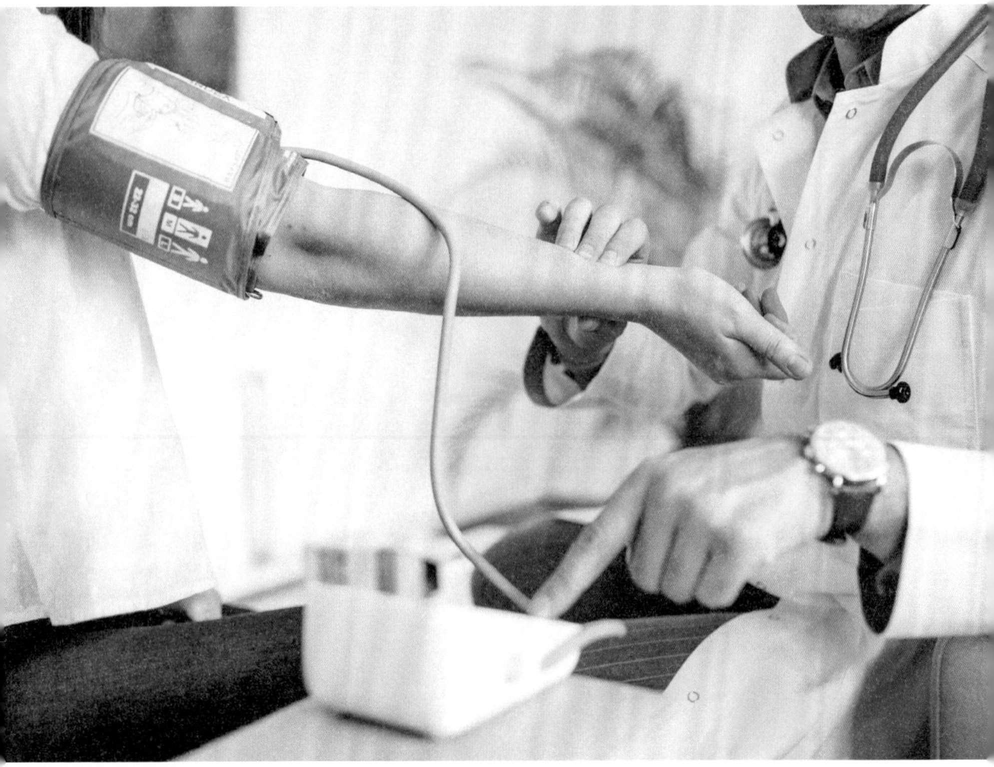

現今已有相對應的標靶藥物可使用。

還有一種精準醫療，是將標靶藥物運用於遺傳性癌症。最有名的例子就是好萊塢女星安潔莉娜・裘莉，她帶有 BRCA1 基因突變，且多名親人因乳癌或卵巢癌離世，所以預防性切除雙側乳房及卵巢，杜絕罹患乳癌及卵巢癌的機會。

過去也有一位病人罹患卵巢癌，當時並不知道有基因變異，等到所有化療都試過，沒有效果才被轉過來。後來經醫師詢問這位病人的家族病史，發現她有許多親人罹患乳癌或卵巢癌，懷疑是遺傳性基因突變導致癌細胞形成；抽血檢測後，確實找到 BRCA1 變異，並利用標靶藥物 PARP 抑制劑（PARP inhibitor）精準治療，效果良好。

我們想殺死癌細胞，癌細胞就會想辦法存活，產生進一步的基因突變，終究還是可能復發。但我們還是可以讓生命再延長，病人本來的症狀都得以緩解，等於為病人創造持續使用新藥的機會。

全世界的研究不斷推陳出新，並有新的藥物開發，只要活得越久，表示越有機會使用到新的藥物。

五、免疫療法：

免疫療法包含細胞療法和免疫檢查點抑制劑等相關藥物，利用自身免疫系統就有的防禦力來對抗癌細胞，比化療的毒性來得小。雖然免疫治療不分癌別，然而只對百分之二十的病人有效，其他百分之八十的病患卻沒有很好的效果，仍不夠精準，需要持續尋找生物標記，例如 PD-L1。

PD-L1 是癌細胞表面的蛋白質，而人體的免疫系統有免疫殺手 T 細胞，負責擊殺癌細胞，其表面上則有 PD-1 受體。然而，癌細胞會在自身細胞膜上利用 PD-L1 配體，將自己偽裝成正常細胞，在與免疫殺手 T 細胞交鋒時，與其細胞膜上的 PD-1 受體結合，誘騙免疫殺手 T 細胞將癌細胞視為正常細胞，以躲避追殺。

使用免疫檢查點抑制劑，如 CTLA-4、PD-1／PD-L1 的免疫檢查點藥物，可以阻斷癌細胞上 PD-L1 和免疫殺手 T 細胞上 PD-1 的結合，讓免疫殺手 T 細胞能正常辨識和攻擊癌細胞，目前已應用於治療肺癌、淋巴癌、腎臟癌、膀胱癌、頭頸癌、肝癌、胃癌和黑色素細胞瘤等。

命中目標！精準治癌優勢多

總歸來說，精準醫療應用於癌症，具有以下優勢：

一、直接命中目標，有效擊殺癌細胞，提高治療效果。

二、降低副作用，減少傷害到正常細胞：如果能根據基因突變成功選擇藥物，效果將優於傳統化療，副作用輕微，而且透過基因，還可以分析藥物副作用的個別化差異。

三、預測藥物反應：抗藥性的資訊也很重要，現在大腸直腸癌的病人會測 KRAS 基因有無突變，如果檢測發現使用某個藥物會有抗藥性，治療可能無效，就能避免使用該藥物。

四、針對遺傳性癌症提早做基因檢測，避開外在誘發因子，加以預防。

五、再發後，精準選擇有效藥物，避免醫療資源浪費：基因檢測雖然能揪出突變的基因，對症治療，但現階段還不是人人都用得起，除了檢測費用不便宜，找到適合的對應藥物可能又是另一筆花費，有時對應的藥物還在開發中，失之交臂而令人頓足。

病人一開始做檢測可能會覺得太貴、不划算，但如果存活下來，壽命延長，未來可能有更多新的治療機會出現，這也是各式標靶新藥研究發展正在努力的方向。

如果病人經濟狀況許可，第一次診斷就可以做基因檢測，治療一段時間後，可再用原本的突變點追蹤，或等到復發時再做基因檢測，查看當下有哪些藥物能對應到新的基因突變。

六、促進藥廠或生技公司加速開發新藥物：根據基因檢測，挑中某一族群，能促進新藥研發的速度，或幫助某些癌症藥物更快取得藥品許可證，讓病人受惠。

上醫治未病，從精準醫療邁向精準健康

不只癌症，未來其他疾病也應從基因找出蛛絲馬跡，往精準醫療發展，有些甚至是現在進行式。例如，兒童的罕見疾病多是用「酶」診斷，準確度不夠高，而且需要重複檢驗才能確定，花費時間長；**如今，利用基因檢測找到單一點突變，辨識度極強、極快，對於小兒科醫師大有幫助，及早診斷就能及早治療。**

還有一種亞洲青壯年男性好發的遺傳性疾病——「布魯格達氏症候群」（Brugada Syndrome），這類病人有先天性心律不整，發病時產生心室顫動，嚴重者甚至會猝死，約有百分之二十的患者因為心肌細胞基因突變，引起心臟電流異常，現在已能透過基因檢測發現。

有別於針對已發生的疾病治療，精準治療如果更往前推，可擴大到「精準健康」，落實預防醫學，正如同《黃帝內經》說的：「上醫治未病。」透過運動、藥物或持續監測生活習慣，累積數據，幫助高風險的人及早控制健康和預防疾病發生，而不只是採取消極手段治療。甚至，更積極的話，還可以從母親懷孕就開始瞭解胎兒基因可能的變化。

目前國內對於精準醫療的發展與應用，有望推廣早期篩檢、避免無效醫療，未來發展將會以卓越癌症治療引領生技產業發展，台灣可以智慧健康島的經驗推廣全球，創造下一個百年成長基石。

PART 2

精準醫療的起源與應用

採訪．撰文／趙敏

諮詢專家／臺北醫學大學臺北癌症中心院長　邱仲峯
　臺北醫學大學臺北癌症中心副院長、
　衛生福利部雙和醫院癌症中心主任　趙祖怡
　上準微流體股份有限公司總經理　陳瑞麟

資料整理／台灣癌症基金會

癌症因為檢測與藥物相互搭配，目前位於精準醫療的前段班。

從標靶藥物的出現，到癌症生物學的演進，逐漸揮別過去「一體適用」（One Size Fits All）治療的思維。未來，精準醫療應用於各種癌症，甚至其他疾病，已非遙不可及。

追溯歷史，歷經不斷嘗試與失敗，促進醫療越往「精準」方向提升。從人類使用芥子氣（Mustard Gas）治療癌症時，就已經知道會造成癌細胞DNA斷裂，同時也會造成正常細胞部分斷裂，產生嚴重副作用，其中最為人所詬病的就是掉髮。

隨著芥子氣逐漸演變，人類研發出針對核酸、核苷酸的藥物，乃至於後期出現抑制有絲分裂的小分子抗癌藥物（Micro Tubulin），都有類似標靶的概念，只是它們無法在精準之外，區分好的細胞和癌細胞的差別。

當標靶藥物能抑制癌細胞內的訊號傳遞，精準到針對一個基因或一個蛋白上，於是，標靶藥物的應用，被認為是精準醫療的濫觴。

癌症生物學演進，開啓精準醫療大世代

傳統治療比較希望偏向一體適用，給一種藥就適用於所有病人，但隨著醫療進步，逐漸瞭解這方面的難度很高。自二〇〇〇年人類基因體解碼開始，癌症可能跟先天性遺傳因子或環境因子有關，會影響藥物的反應、療效或副作用，醫學界期待透過基因體解碼瞭解基因資訊，以達到個人化醫療（Personalized Medicine）。

過去癌症的影像科技已經很進步，從早期的X光、超音波，到電腦斷層掃描（CT）、磁振造影（MRI），甚至正子斷層造影（PED）可偵測〇．三至〇．四公分的腫瘤，影像最大的價值是屬於非侵入性，能讓醫師瞭解病人體內有不正常的組織、大小和位置等。

然而，單純透過影像，並無法得知更細部的資訊，例如有沒有基因突變，或是特定致癌蛋白分子上的過度表現。

「要做到精準醫療，一定不能只有影像資訊，必須仰賴分子生物資訊。」人類所有的DNA共有三十億個鹼基對，只要一個基因密碼突變，就有可能變成致癌因子，並依此決定使用哪個藥物才有效果。

所幸，基因的定序（Sequencing）進步與普及，能夠讀取DNA片段的鹼基序列，成為醫學界如虎添翼的工具。標靶藥物所打擊的基因，如果被辨識出特定突變，而有高度的表現，表示標靶藥物對於這個基因突變特別有效；更重要的是，定序技術使標靶的突變點和高度表現的蛋白可以明確化，於是，精準醫療應運而生。

台灣開始注意到精準醫療的趨勢，大約是在二〇一五年「精準醫療」一詞經由美國前總統歐巴馬登高一呼，遂成為醫學界和生技產業熱門討論和爭相競逐的議題。

歐巴馬在二〇一五年宣布啟動「精準醫療計劃」（Precision Medicine Initiative）；二〇一六

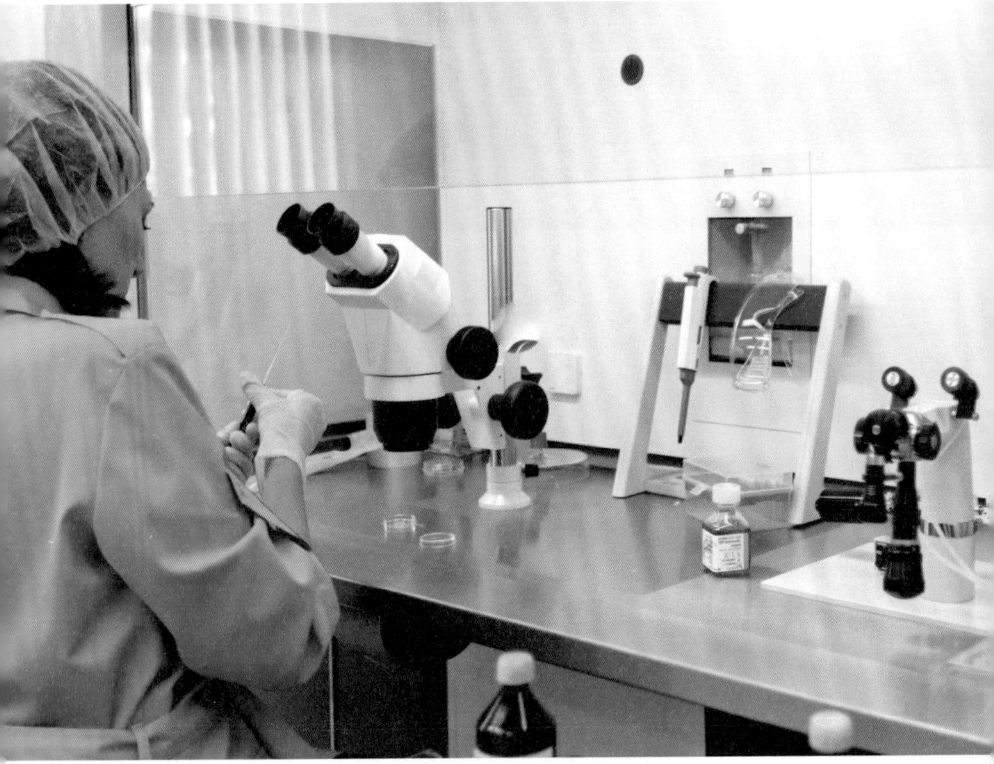

年初，他在國情咨文演講中提出「癌症登月計劃」（National Cancer Moonshot），內容包括將募集十億美元，應用於癌症預防、研發疫苗、早期篩檢、免疫療法、基因體學、組合療法和大數據分析等，大力推動治療和預防癌症。

精準醫療應用於癌症案例

癌症生物學的突破，藉由發現突變的致癌基因，加以精準配對有效且低副作用的藥物，讓疾病可以獲得長期的控制，在血癌、肺癌、乳癌等疾病一再出現突破性進展，精準醫療的大世代就此展開。

一、肺腺癌：

現階段最多精準醫療應用的例子當屬肺腺癌，主要是肺腺癌已被證實有許多驅動基因（Driver Gene）的突變，包括表皮生長因子受體（EGFR）、BRAF、NTRK、ROS1、KRAS、CMET、間變性淋巴瘤激酶（ALK）、HER2 等，能夠選擇的標靶藥物也比較多。以 EGFR 常見的突變為例，非小細胞肺癌基因突變 T790M、L858R，分別是在 790 的地方，T 錯掉了，變成 M；858 的地方，L 錯掉了，變成 R，都適合選擇相對應的 EGFR-TKI 標靶藥物。

由於這些驅動基因的突變已被證實與癌症相關，現今大部分已列入肺癌的常規檢測和治療，可以單獨挑出來做單基因檢測，不需要做到全面型（或稱廣泛型）癌症基因體檢測和次世代定序（NGS）。累積越多基因突變的知識，治療癌症病人就能越精確，效果和存活率也更好。

目前轉移性肺腺癌病人能選擇的標靶藥物眾多，如果醫師想要幫病人掌握各種治療的管道，在初診斷時就可以建議先做基因檢測；在其他癌別，例如當標靶藥物選擇還沒有這麼多的時候，也許先走完原本的常規治療，當常規治療都失效，想找新的治療藥物時，再進一步做基因檢測。

二、卵巢癌：

在所有卵巢癌病人當中，與 BRCA1/2 基因突變的機率約占了百分之十五。美國國家綜合癌症網絡（NCCN®）推出的治療指引，已納入將卵巢癌病人應做 BRCA1/2 基因突變檢測的建議。

基因突變分成兩種，一種是天生基因是好的，但後天某些誘發因子造成基因突變，導致癌症；另一種是先天遺傳就有基因突變，後面又遇上誘發癌症的因子，造成癌症。

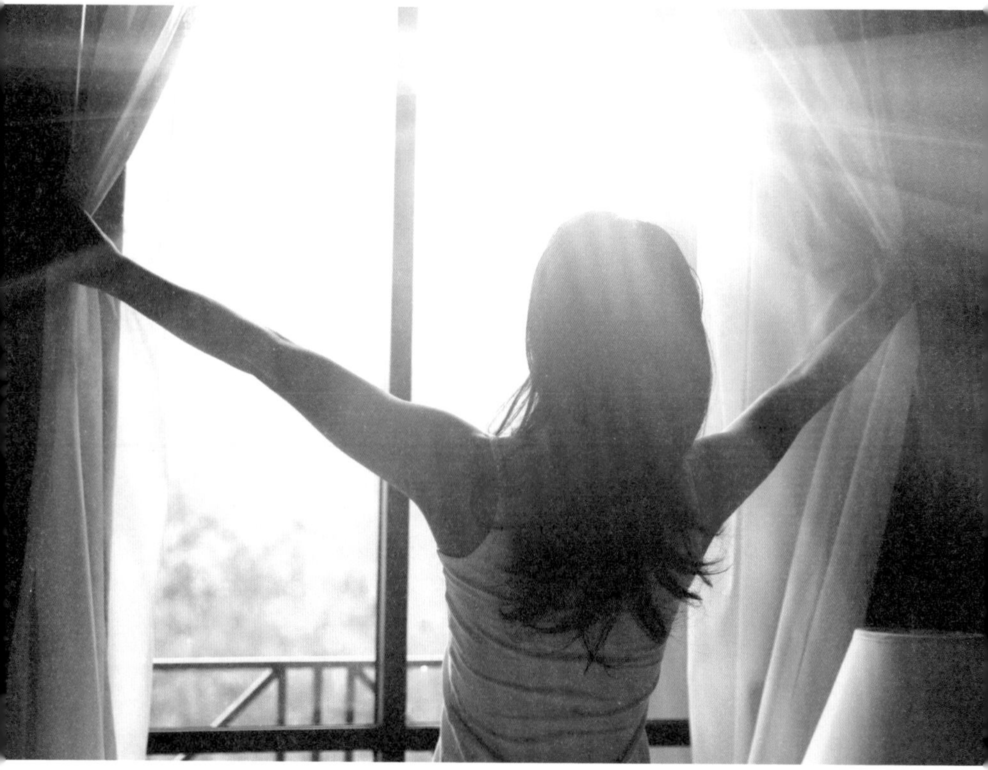

BRCA1 可以是先天突變，也可以是後天導致。如果卵巢癌病人的家族病史中有很多成員罹患癌症，就會懷疑是遺傳基因突變，在身上每顆細胞都找得到，會建議病人做檢測；如果是後天的，只有在卵巢找得到，在其他細胞找不到。

因卵巢癌的病人帶有 BRCA1 基因突變的機率約占了百分之十五，也很明確，目前可以運用 PARP 抑制劑（PARP inhibitor），快速讓難搞的卵巢癌得到良好的治療效果。

三、乳癌：

在罹患乳癌的女性中，約有百分之五至十的患者帶有 BRCA 突變。當 BRCA1/2 基因中的其一或兩者發生突變，會增加罹患乳癌和其他癌症的風險。

此外，約有百分之十的乳癌是遺傳性癌症，BRCA1 和 BRCA2 是遺傳性乳癌與卵巢癌最常見的基因變異。使用標靶藥物 PARP 抑制劑，能有效使 BRCA1/2 基因有缺陷的癌細胞凋亡。

還有一種常聽到的是 HER2 基因過度表現，與腫瘤迅速惡化和復發相關，約有百分之二十至二十五的乳癌病人，會出現 HER2 過度表現。人類表皮生長因子受體第二蛋白（HER2）是 HER2 基因的蛋白質產物，使用針對 HER2 蛋白的單株抗體標靶藥物賀癌平，可專門治療 HER2 過度表現的乳癌，改善這一型乳癌病人的預後。

四、子宮內膜癌：

子宮內膜癌是近十年成長最快的癌症，且有年輕化趨勢；然而，臨床上多以高度侵入性的方式檢查，容易造成出血、感染或子宮內膜受損。衛生福利部雙和醫院副院長賴鴻政和研究團隊，歷經多年試驗，找出與子宮內膜癌相關的基因，能免除多數婦女接受侵入性檢查的痛苦和風險，讓真正高風險的人再做侵入性的檢查和診斷就好。

研究團隊運用全球最大的子宮內膜癌基因資料庫，分析約三百五十個子宮內膜癌的約一億四千萬個甲基化基因序列訊號，篩選出一百八十個基因。經過測試和驗證後，找出BHLHE22、CDO1、CELF4、ZNF662這四個基因，在子宮內膜癌的組織中會發生高度甲基化現象。甲基化是基因出現了許多甲基，基因本體並沒有突變，但是基因上的副器變了，已證實跟癌症相關。

研究團隊發現，三個基因中，如果有任兩個基因檢測結果出現高度甲基化反應，罹患子宮內膜癌的風險是一般人的兩百三十六倍，檢測準確度高達百分之九十五，透過子宮頸抹片的剩餘檢體就能檢測得到。

五、大腸直腸癌：

大腸直腸癌位居癌症發生人數首位，臨床上已證實，在治療大腸直腸癌方面，標靶藥物合併化學治療，可縮小腫瘤和延長存活期，衛福部也已核准晚期大腸直腸癌可以多線使用標靶藥物。

事先檢測KRAS及NRAS基因，可預測標靶藥物療效。例如，透過基因檢測，確定KRAS

和NRAS基因沒有突變的轉移性大腸直腸癌病人，可以使用標靶藥物「表皮生長因子受體抑制劑」合併化療，作為第一線治療，有明顯的效果。

六、結締組織肉瘤：

邱仲峯醫師曾有一個案例，有位病人在鎖骨處罹患罕見的結締組織肉瘤。一開始以為只是肩頸痠痛，做了一年復健仍未好轉，後來到醫院檢查確診為癌症。

這位病人開完刀後，經過快兩年復發，輾轉於不同的大型醫學中心諮詢及治療，但是病情仍每況愈下。

後來這位病人來找他諮詢，除了接受放射線治療之外，也搭配基因檢測和個人的癌細胞培養，成功找到專屬於這位病人的特效口服標靶藥，目前疾病控制良好。

七、淋巴癌：

曾經有位罹患淋巴癌的病人，所有能做的治療都做了，卻還是復發，導致治療面臨瓶頸。這時，剛好有一個新的藥物發明，但需要染色體第十七對的變異，才能使用這個藥；偵測後，發現病人的第十七對染色體確實有短臂缺失的狀況，藥物有健保給付，一用果然完全緩解。

原本這位病人的腫瘤很大顆，化療做得相當辛苦；透過基因檢測找到口服標靶藥物，歷經一年多，這位病人已經恢復正常。趙祖怡醫師肯定基因檢測的幫助：「這一定要做檢測，不做就不會知道。」

即使找出突變點，仍須突破難關

藉由精準檢測揪出突變因子，搭配精準選藥，讓癌症病人又多了一項抗癌的新利器；不過，並不是每個檢測都能順利找到相符的治療藥物。若是面臨此狀況，則有以下四種建議：

一、如果檢測報告顯示國外有藥物，但是台灣尚未上市，則病人做了這個檢測、用了這些藥物會有效，在國外可以申請自費使用。

二、有些藥廠有「恩慈使用」（Compassionate Use）藥品，指的是經過科學研究，但全球尚未核准上市的試驗用藥，醫師可以幫病人申請。如果藥廠願意，則會提供免費的藥物供病人使用。

三、如果是已經上市的藥物，只有被核准用於治療某種癌症，但是基因檢測發現，對於另一種癌症的某基因突變可能具有效果，可以考慮申請「藥品仿單標示外使用」（Off-Label Use）。

四、有些癌症基因檢測報告會顯示全球哪些地方在做臨床試驗、在哪些醫院做、在第幾期試驗，如果病人符合收案條件，也可以考慮參與臨床試驗，替自己爭取可能使用新藥的機會。

PART 3

癌症的精準醫療檢測

採訪・撰文／趙敏

諮詢專家／臺北醫學大學臺北癌症中心院長 邱仲峯
臺北醫學大學臺北癌症中心副院長、
衛生福利部雙和醫院癌症中心主任 趙祖怡
上準微流體股份有限公司總經理 陳瑞麟

資料整理／台灣癌症基金會

踏入精準治癌領域，如何取得檢體十分關鍵。活體組織切片是當前瞭解腫瘤基因，擬定正確標靶治療的黃金準則，但也有其侷限，液態切片在精準醫療能有哪些突破？

已有許多研究證實，癌症與基因的變異有關。要瞭解基因突變，讓治療適時介入，提高治癒的機會，其中一種方法是做基因檢測。在做基因檢測之前，必須先採集檢體。（圖二）

活體組織切片的侷限

利用手術或細針穿刺取得活體組織切片（Tissue Biopsy），是當前臨床檢驗、瞭解腫瘤基因的黃金準則。然而，傳統的活體組織切片有一些侷限：

一、如果幫癌症病人每做一次確診，都用手術或穿刺取檢，侵襲性的過程可能讓病人不堪負荷，特別是晚期癌症的病人。

二、通常癌症第二、三期以前，標準方式是用手術切除腫瘤，手術後可能還會有癌細胞在體內，但這些癌細胞小到影像看不到，採檢也不知道要取哪個檢體，在這種情況下，用傳統的活體組織切片，有其困難或不足的地方。

三、人體有些臟器部位（肺、肝、腎），或晚期癌症原發部位和轉移部位等，取得活體組織切片的困難度較高。

四、有些病人因身體狀況不佳，不見得能取得活體組織切片。例如有肺癌病人為了取得活體組織切片而發生氣胸；也有一些比較深層的組織需用開刀取得，但可能病人狀況不好，有共病或無法全身麻醉，手術取檢風險大，實務上不太可能透過手術多次取檢。

全面型癌症基因體檢測 (CGP)

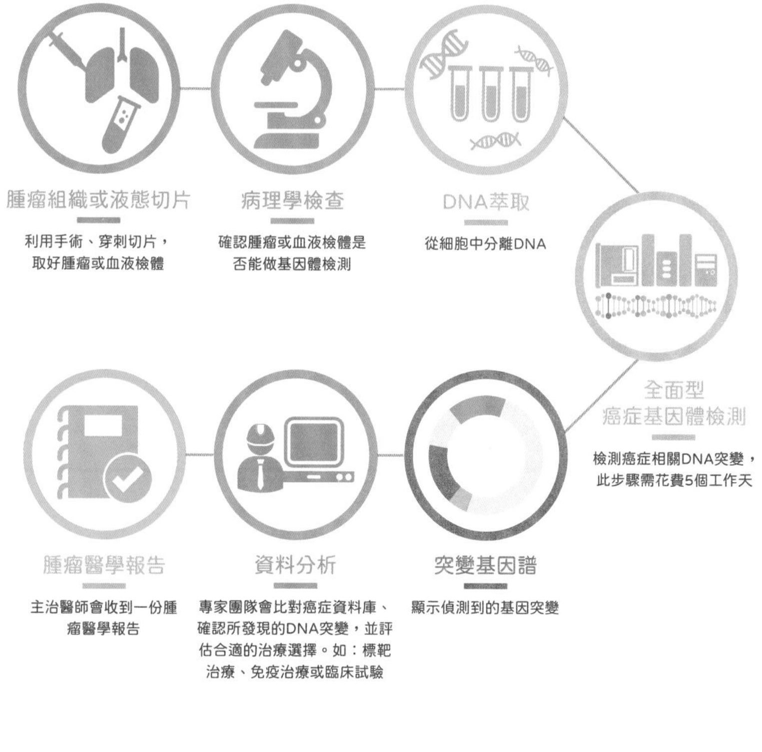
腫瘤組織或液態切片
利用手術、穿刺切片，
取好腫瘤或血液檢體
病理學檢查
確認腫瘤或血液檢體是
否能做基因體檢測
DNA萃取
從細胞中分離DNA
全面型
癌症基因體檢測
檢測癌症相關DNA突變，
此步驟需花費5個工作天
突變基因譜
顯示偵測到的基因突變
資料分析
專家團隊會比對癌症資料庫、
確認所發現的DNA突變，並評
估合適的治療選擇。如：標靶
治療、免疫治療或臨床試驗
腫瘤醫學報告
主治醫師會收到一份腫
瘤醫學報告

圖二

全面型（廣泛型）癌症基因體檢測示意圖。藉由腫瘤組織切片或液態切片如血液檢體，進一步檢測和分析，打造個人專屬的腫瘤醫學報告。 資料來源／台灣癌症基金會

液態切片，以非侵入性方式取得檢體

液態切片（Liquid Biopsy）能用非侵入性或最少侵入性的方式取得檢體，檢體裡可能包含腫瘤脫落的細胞，或與腫瘤相關的ＤＮＡ。液態切片較常見的是血液檢體，其他如尿液、肺癌的肺積水、肝癌的腹水，或腫瘤轉移腦部的病人有腦脊髓液，這些液態檢體都可界定在液態切片之內。

隨著定序技術越來越進步，可以在茫茫血液中撈出可能與癌症相關的ＤＮＡ片段做定序，對於難以取得活體組織切片的病人而言，液態切片不失為一個機會。

過去曾有一位高齡九十歲的病人，肝內膽管長了惡性腫瘤，因為年紀太大，不適合上麻醉也不方便動手術。後來病人花了約十七萬元，抽血取得液態切片，發現有六個腫瘤基因突變，並成功配對三種標靶藥物。

不過，需要提醒的是，目前液態切片仍不能取代活體組織切片。主要是因為活體組織切片敏感度較高；液態切片必須考量檢測方法的偽陰性或偽陽性。

	活體組織切片	液態切片（抽血）
適合的患者	已具有腫瘤組織檢體的病人，例如肺癌、乳癌、大腸癌等。	・已無腫瘤組織如已切除。 ・晚期癌症原發部位或轉移部位等不易取得檢體者。 ・組織檢體品質不佳。 ・腫瘤原發部位不明。 ・腫瘤多處轉移，不確定應取何處的檢體。
侵入性	較高	較低
所需時間	檢體送達實驗室後，約十四至二十一天，可得到檢測結果。	檢體送達實驗室後，約十四天，可得到檢測結果。

資料來源／台灣癌症基金會

活體組織切片和液態切片的比較

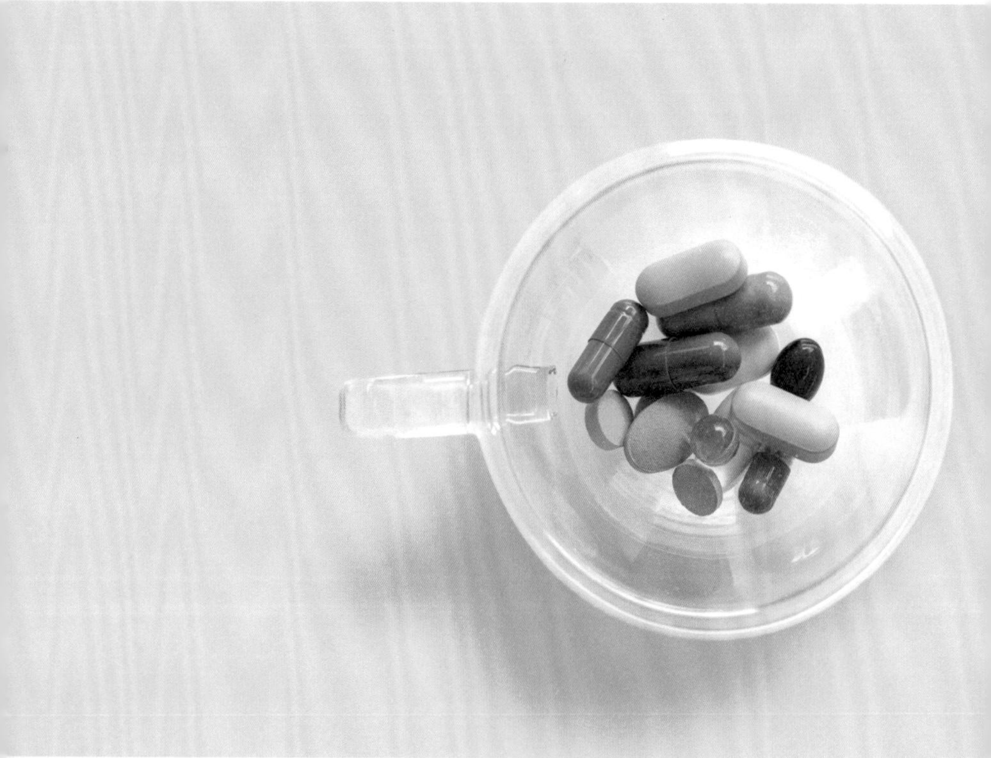

從液態切片中，揪出與腫瘤相關的DNA或細胞

液態切片是檢體型態，如果要瞭解其中的生物資訊，可分成兩部分，簡單來說，一種是找到癌基因，一種是找到癌細胞。

以最常見的液態切片檢體「血液」為例，血液中有游離DNA（Circulating Cell Free DNA, cfDNA），是在血液中漂來漂去的DNA片段，來源是細胞脫落或凋亡後，其DNA被釋放到血液循環中。如果體內有腫瘤，癌細胞也會釋放DNA到血液中，稱作「循環腫瘤DNA」（Circulating Tumor DNA, ctDNA），它的半衰期很快，一到兩小時就會消失。

癌症病人的cfDNA中，有部分是ctDNA，可進一步做聚合酶鏈鎖反應（PCR）或次世代定序，分析基因是否異常。

另一種是從液態切片中，找出細胞有無腫瘤資訊。趙祖怡醫師解釋，癌細胞為了得到更多養分存活，會想辦法出走，必須透過血液循環轉移到其他器官。有些癌細胞會脫離腫瘤組織，進到血液循環，有時抽血分離後，可找到循環腫瘤細胞（Circulating Tumor Cell, CTC）。

血液裡偵測到CTC，主要是針對惡性腫瘤。因癌症周邊的侵犯是透過淋巴系統，遠端轉移則需透過血液系統，也因為這樣的特性，而有可能透過抽血檢測，抓到惡性的癌細胞，進一步分離CTC。

另外，透過液態切片偵測到ＣＴＣ時，也可以檢測ＣＴＣ上的蛋白質PD-L1表達量，瞭解免疫系統的抗癌能力，獲得更精準的資訊，以作為更多癌症治療的依據。正常人體遇到癌細胞會有免疫反應，免疫殺手Ｔ細胞會攻擊癌細胞，但免疫殺手Ｔ細胞可能被癌細胞誘騙而無法擊殺癌細胞；PD-1、PDL-1、CTLA-4等免疫檢查點抑制劑，能讓這些具有擊殺癌症細胞的免疫細胞重新活化，不被抑制。

無論是ctDNA還是ＣＴＣ，兩者各有用途。以ＤＮＡ分離檢測技術層面來說，ctDNA的分離技術相對簡單和成熟，但它是片段的ＤＮＡ，並不是完整的基因資訊；至於ＣＴＣ含有的資訊雖然較多且完整，但因為量很少，要從血液中分離出來，困難度較高，目前多用於研究。

血液中ＣＴＣ數量，是癌症預後的指標

上準微流體股份有限公司曾做過試驗，一毫升血液約有五百萬顆白血球和五十億顆紅血球，上準的液態切片標準是取八毫升血液，所以共有約四千萬顆白血球和四百億顆紅血球。陳瑞麟表示：「八毫升的血球數目遠超過地球所有人口，裡面卻只有一到數十顆ＣＴＣ，分離技術上相當困難。」

關於ＣＴＣ的臨床應用，多年前，Johnson & Johnson的子公司Veridex開發出CELLSEARCH®，是全球第一個經過美國食品藥物管理局（ＦＤＡ）的CTCs檢測系統的

儀器，也是ＣＴＣ首次被允許應用於臨床。然而，後續定序或用藥仍有侷限，因此沒有廣泛被臨床應用。

現今，有些生技公司會觀察血液中ＣＴＣ數量多寡，作為癌症預後的指標。例如，針對第一期至第三期大腸直腸癌手術的病人採血，他們發現若是在手術時，採的血液中有ＣＴＣ，病人術後兩年之內會復發的機率，遠比沒有ＣＴＣ者高。

通常臨床上會把第一期至第三期稱作沒有轉移，醫師不可能切不乾淨，卻因為影像看不到，或還沒有建立特定位置，而不知道腫瘤在哪裡，所以ＣＴＣ是癌症復發很重要的風險因子。現階段ctDNA或ＣＴＣ取檢量可能都不太足夠，但兩個加起來，比例會好非常多。站在專業科學角度，其實兩個合併進行，才能達到所需要的基因異常偵測敏感度，可惜實務上還有許多因子需考量，例如價格以及是否容易操作。

液態切片可用於術後追蹤，提早發現是否復發或突變

與傳統的活體組織切片相比，液態切片的優點包括：

一、**減少侵入性，可反覆取檢。**

二、**反應當下腫瘤狀態：**不同於傳統的蛋白質生物標記，需要時間才能消除；ctDNA的半衰期很短，最多兩小時就會消失，可反應腫瘤在人體內當下的整體狀況，特別是「腫瘤異

質性」（Tumor Heterogeneity）。因腫瘤是細胞不斷分裂增生的結果，過程中可能發生新的基因變異，在不同位置（如轉移處）所展現的特性也不同。液態切片能幫助醫師瞭解腫瘤異質性，做出實質評估。

三、可提早發現腫瘤是否復發或基因產生突變：現階段比較確定的是，液態切片可用於評估治療效果、提早發現腫瘤是否復發，或產生基因突變，讓治療適時介入，目前多應用於追蹤中的晚期癌症。

液態切片有很大的機會在早期偵測到癌症，而且準確度比蛋白質的生物標記更高。其實抽血檢驗癌症已行之有年，像是抽血看攝護腺特定抗原（PSA）、癌胚胎抗原（CEA）、癌抗原 19-9（CA19-9）等蛋白質生物標記的濃度，以監測癌症病程的變化。

缺點是這些蛋白質大部分專一性不夠高。依據不同的身體狀況，有時可能會偏離正常值界定範圍，即使做了初步的篩檢，還需做許多後續的確認，因此用於癌症篩檢並不是非常準確。

這是因為血漿裡的蛋白質不全然來自癌細胞，然而，我們現在檢測的液態切片是跟細胞黏在一起的生物標記，因為已先確定是癌細胞，再看生物標記，所以準確度更高。

不過，對於液態切片能否應用於早期癌症篩檢，目前生醫界仍有不同意見，有賴更多證據或文獻佐證。例如，日本癌症研究基金會博士 Siew-Kee（Amanda）Low 曾用液態切片偵

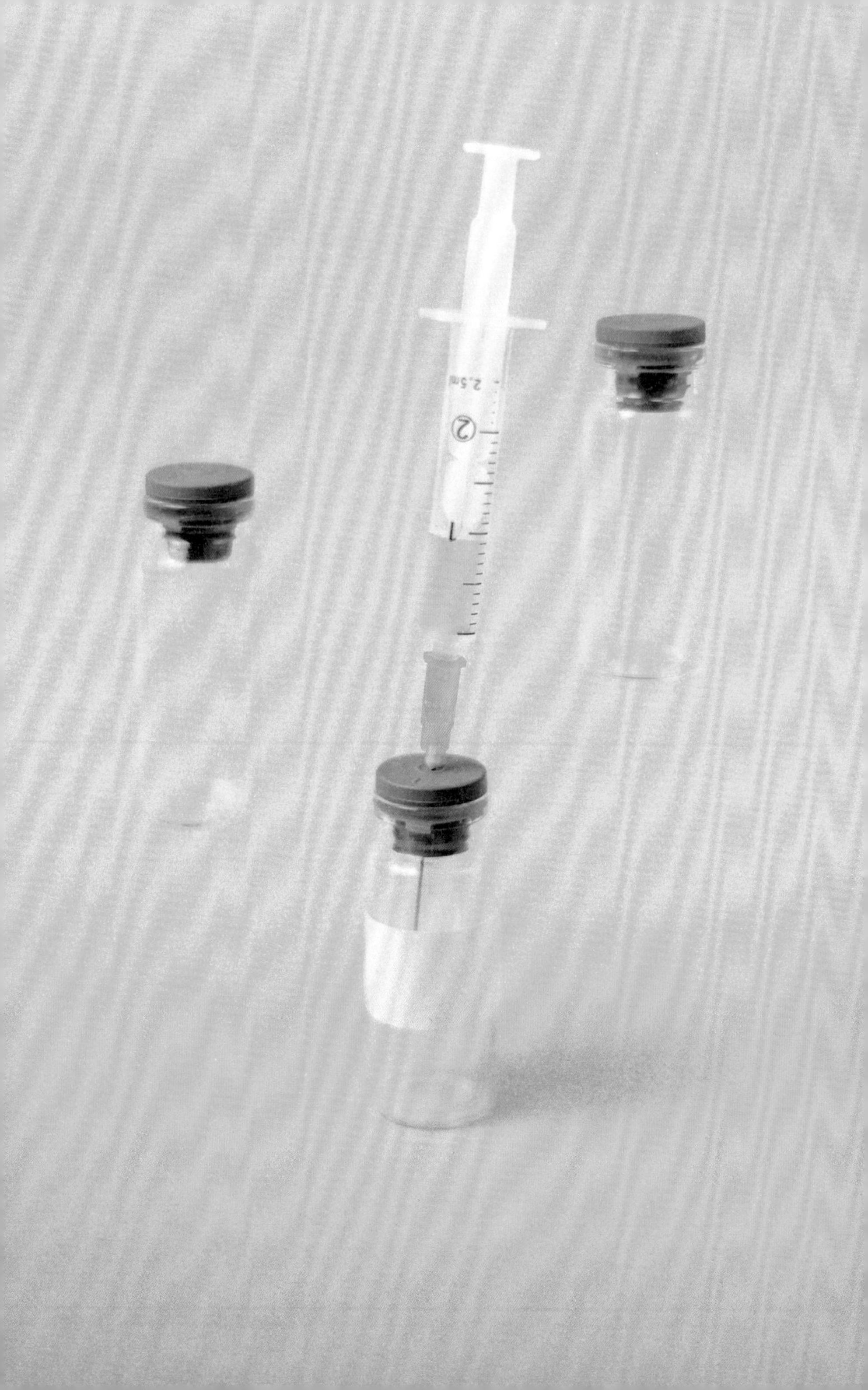

測非小細胞肺癌，發現偵測率高達百分之八十七，在肺癌細胞發展初期，偵測率也達百分之八十三；但另有研究者認為，目前 ctDNA 在血液中的含量太少，如果要用於早期癌症篩檢，敏感度還不夠強。（圖三）

檢測不只做單次，持續找出抗藥性基因

腫瘤經過治療後，並不表示能高枕無憂，基因突變可能引發腫瘤出現抗藥性。不少研究報告指出，癌症病人在治療後，基因會改變，例如有些 KRAS 基因野生型的大腸直腸癌病人在接受治療後，又發生基因突變，導致腫瘤出現抗藥性。

基因檢測剛開始時，是用三年前、五年前，甚至是十年前的活體組織切片，但目前已知經過化療或標靶治療後，基因變異的狀況跟過去不一樣，所以醫生會選用最新的檢體，如液態切片作為用藥選擇，也更貼近需求。

美中不足的是，基因檢測的價格還不是很親民，並不是每個人想用隨時都能用。如果沒有經濟負擔，確實可以多次在有需要、重新考慮用藥選擇的當下做檢測，對醫生臨床判斷有幫助；當然，以現況來說，多數病人無法不考慮價格，因此，醫生通常會選擇適當的時機，建議病人再做檢測。

以有 EGFR 肺癌驅動基因突變的病人為例。EGFR 常見的突變發生於外顯子二十一的點突變 L858R，可用第一、二代，甚至第三代的標靶藥物；但通常治療完，一到兩年後會出現

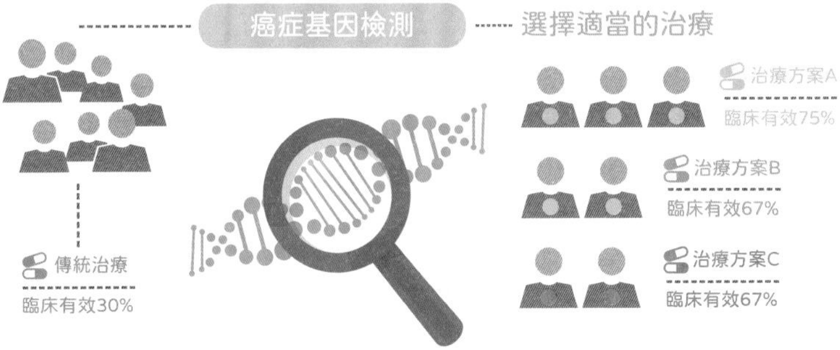
癌症基因檢測
選擇適當的治療
治療方案A
臨床有效75%
治療方案B
臨床有效67%
治療方案C
臨床有效67%
傳統治療
臨床有效30%

圖三

利用基因檢測找出適當的治療

資料來源／台灣癌症基金會

抗藥性。經過再次檢測，可能找到抗藥的基因變異，例如新的突變 T790M。

「基因檢測是不是不一定只做一次？」沒錯，就像每到一個分岔路口，都需要看一下地圖，確認要直走還是轉彎一樣，當疾病惡化時也是如此，可考慮透過基因檢測的工具，看看腫瘤是否又出現了新的基因變異，或者是不是能找到新的可用藥物。

如何選擇有品質的基因檢測？

在選擇基因檢測方面，建議病人可諮詢腫瘤科醫師，或各大醫院設立的精準醫學／個人化腫瘤治療門診，由專家協助選用合適的基因檢測。

目前衛福部已經著手研擬並執行精準醫學的檢測規範——《特定醫療技術檢查檢驗醫療儀器施行或使用管理辦法》（簡稱《特管辦法》），配合認證實驗室自行研發檢測技術（Laboratory Developed Tests, LDTs）與體外診斷醫療器材，將新技術納入政府監管範疇，讓民眾更有保障。

「基因檢測就是會擔心偽陰性或偽陽性。你說基因有變異，但如果是假的，用了藥卻沒有效，這是一件很可怕的事情，也相對浪費時間，但癌症病人通常經不起此番折騰。」

對於如何選擇有品質的檢測服務，提出以下建議：

一、具有國際認證核准：例如，檢測技術有美國食品藥物管理局核准，比較能提供可信度高的分析結果。

二、技術經過分析驗證：驗證有兩種，包含「分析確效」和「臨床確效」，大部分的實驗室幾乎都有做過分析確效，如果更近一步做到臨床確效，品質和保證更高。

病人透過基因檢測發現變異，使用對應的標靶藥物有效，稱為臨床確效。因為臨床檢體的品質不像在實驗室可以設計得那麼好，所以通常臨床檢體困難度都比較高，夠好的平台，才能通過臨床確效。

而且，臨床確效的檢體量要夠大，累積的檢測確效數據必須發表在具公信力的國際醫學期刊，才能提供醫師和病人可信的、精準一致的癌症基因資訊。

三、檢測方法全面且完整。

四、資訊更新與世界快速同步：確保檢測結果和對應的藥物，是當前最新的資訊。

PART 4

癌症的遺傳諮詢

採訪·撰文／張傳佳

諮詢專家／遺傳諮詢師　廖敏華

台灣過去的遺傳諮詢常設於產前與小兒新生兒科，以遺傳性罕見疾病與產前諮詢為主，隨著基因檢測與醫學研究的擴展，有越來越多科別都有基因檢測與遺傳諮詢的需求，特別是神經退化性疾病、心血管疾病、藥物代謝問題等，而癌症更是這幾年的熱門新興領域。

目前台灣醫療院所專門為癌症開設的遺傳諮詢服務較少見，大多需要經過醫師轉介，或視醫師個人是否包含此類專業能力。建議有意進行遺傳諮詢的民眾，先向自己的醫師評估自身情況，若有需要再進行轉介。

若能選擇擁有分子腫瘤團隊的醫院，除了腫瘤科醫師、放射腫瘤科醫師、病理科醫師，還會包含心理師、營養師、個管師、藥師、遺傳諮詢師、醫檢師，甚至是社工師等各種專業人員的參與，可視病人不同階段的需求提供不同服務，將可預期獲得更完整的諮詢。

遺傳性癌症：遺傳性癌症的評估與基因檢驗

現今罹癌人數快速增長，癌症蟬聯多年的十大死因之首，但有時候也會注意到某些人家族中罹患癌症的人數特別多，因此引發了癌症是否會遺傳的疑慮。

遺傳性癌症約占癌症發病者中百分之五至十五，但有醫師認為，這比例還有往上調整的空間。這也就表示，對於基因，我們仍然知道得很少，但隨著定序（sequencing）技術越來越進步，能力越來越大，我們認為遺傳性癌症的比例可能不止百分之十五，甚至可能會增加到百分之三十。

確定的是，目前約有百分之五至十的癌症患者屬於遺傳性癌症，遺傳性癌症有一半的機率會遺傳給下一代。其他遺傳性癌症家族的特徵包括：家族中有多人罹患相同癌症、年輕的癌症患者、雙側乳癌或腎癌，以及罕見癌症。遺傳性癌症家族的成員，若能透過基因檢測諮詢，提早確定自己是否帶有家族遺傳基因變異，就可早點開始設立健康管理計劃。

不只討論基因問題，遺傳諮詢師的角色定位

由於基因檢測技術的大躍進，目前針對特定遺傳疾病做基因檢測已很普遍，價格也漸為大家所接受，只是檢測項目太多，專業又複雜的名詞常讓醫師與民眾混淆，於是就需要一位瞭解醫學、基因遺傳學、基因檢測技術的專家，協助大家正確選擇基因檢測產品、評估遺傳風險以及臨床應用解釋，這樣的人稱為「遺傳諮詢師」。

遺傳諮詢不僅是討論基因問題這麼簡單，因服務對象不只是病人本人，更包含其所有家屬，因為基因檢測的結果關乎整個有血緣關係的家族成員。每個人對於遺傳疾病與基因檢測的想法差別很大，有些人對於基因檢測結果正面看待，認為能藉此多瞭解自己的體質，進而達到預防或治療的效果；但有些人想到這是一個終身無法改變的結果，還可能遺傳給子女，還要面對其他親友的壓力，就害怕得不敢面對。此外，依照病患或家屬不同的年紀，也會有不同需要考慮的面向。

因應以上種種複雜考量，遺傳諮詢師就會在諮詢過程中，主動協助病人做更全面的思考，再進一步做決定。所以，諮詢過程不僅牽扯到醫學與檢測，還要加上心理學的技巧，好讓整個諮詢過程更完善。

遺傳諮詢是一個審慎複雜的流程，故一次的諮詢時間大約需要一個小時，諮詢師會仔細詢

問家族病史，評估整個遺傳風險，確認病人真正瞭解做基因檢測需承擔的醫療問題與心理風險，才讓病人進行基因檢測。

隨著全球基因檢測科技的發展，遺傳諮詢師成為重要的職業。在台灣，由民間團體人類遺傳學會與台灣遺傳諮詢學會認可的遺傳諮詢師約有一百位，但大多專精於新生兒與產前基因篩檢，癌症領域的遺傳諮詢師人數仍非常少。此外，亦有台灣的遺傳諮詢師前往國外，取得專業的學位與認證。

由於目前台灣尚無遺傳諮詢師的國家考試，還無法獨立執行臨床工作，必須在醫師的授權下解說報告，協助病人瞭解檢測後相關醫療選擇，再由病人與醫師依照自身需求與臨床狀況做進一步的決定。

我需要進行癌症遺傳諮詢嗎？

帶有遺傳性基因變異的家族，會有多人多代、多癌、年輕等三個大特徵。分述如下：

一、**多人多代**：由於是遺傳問題，故家族中罹患癌症的人數不只一人。可以回顧父親（或母親）的家族中，父親的兄弟姊妹是否有多人罹患癌症，爺爺奶奶是否有癌症病史，自己的堂表兄弟姊妹（姑姑叔叔的小孩）是否有人罹患癌症。

二、**多癌**：遺傳性癌症的基因會在不同人身上，表現出多種類別的癌症。例如，在遺傳性乳癌家族中，也可能出現卵巢癌、胰臟癌、胃癌、攝護腺癌、皮膚癌等；大腸癌家族

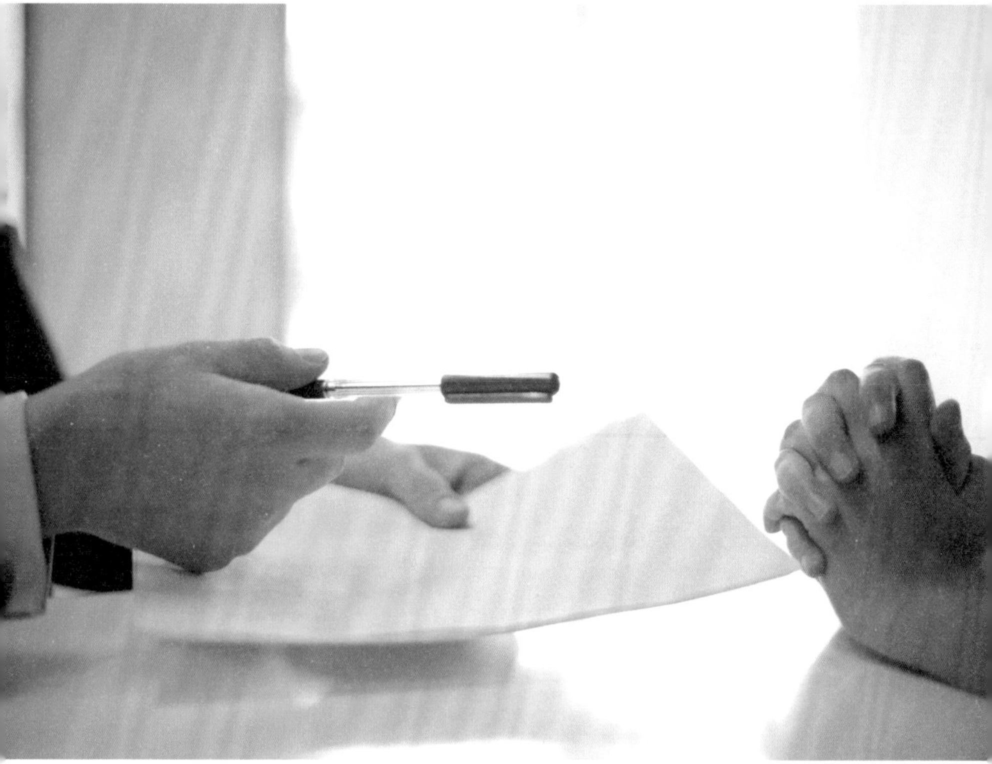

中可能出現大腸直腸癌、小腸癌、子宮內膜癌、卵巢癌、乳癌、食道癌等癌別。有許多病友及家屬容易誤會乳癌家族只會表現乳癌、卵巢癌，而輕忽其他癌症問題，此外，如果一個人身上出現兩種以上原發癌，也算是遺傳性癌症的高風險群。

三、**年輕**：一般而言，帶有遺傳性癌症的發病年紀普遍較早，例如目前乳癌、大腸癌平均年齡約為五十多歲，如果四十五歲以前就罹患癌症，就要小心是否可能是遺傳性癌症的高風險群。

有些癌症跟遺傳的關係較小，像是肝癌、肺癌、子宮頸癌、鼻咽癌等，因為這些癌症受外來因素影響較大，大多不會被納入家族遺傳風險評估中。而像胃癌、大腸癌的家族評估，除了家族病史之外，還要排除飲食習慣、酒精、胃幽門螺旋桿菌等外在因素。

根據統計，癌症病人中約百分之十至十五為遺傳性癌症，也就是先天因素所引起，而百分之八十五的患者是後天因素，像是環境汙染、飲食、生活習慣、壓力或病毒等所造成。遺傳性癌症需要考慮的細節很多，建議病友或家屬若有疑慮，可收集家族病史後，找遺傳諮詢師進行專業的評估。

如果民眾自行評估後，發現很符合遺傳性家族的條件，建議先找家族中的罹癌

者做檢測，先確定是否真的有基因變異，其他健康的親屬再依此做相同變異點確認即可，如此一來檢測費用也會較低。需要再次強調的是，雖然基因遺傳是罹患癌症中一項重要的因素，但後天的預防也不能忽略。

什麼時機適合進行遺傳性癌症基因檢測？

雖然目前基因檢測的時機沒有明確規範，但從醫學倫理的角度看，還是希望當事人可在理解檢測內容與意義、瞭解疾病內容、確認可以接受檢驗結果所帶來的影響、對人生規劃有想法的情況下再接受檢驗。（圖四）

從過去的例子看到，對於年輕且未婚的女性來說，一旦確認帶有基因變異，要考量的不僅是自己，還有婚姻關係中的其他人。例如，是不是有一天我就要失去乳房，身上有手術的疤痕，以後就不能穿泳裝？或者是，往後是否能接受可能罹患癌症的高風險而結婚生子，萬一真的遺傳給下一代怎麼辦？如何面對夫家的雙親與家族可能有的壓力？對於已經完成生育的人來說，除了擔心自己的疾病，更怕把這樣的基因遺傳給下一代，怕下一代怪罪自己，更怕子女要受手術、治療之苦。

當然也有人十分正面樂觀，既然遺傳性癌症可以預防、也可以治療，就乖乖定期進行追蹤。或是提前做好人生規劃，必要的話也能進行胚胎著床前基因診斷技術（PGD）篩選出不

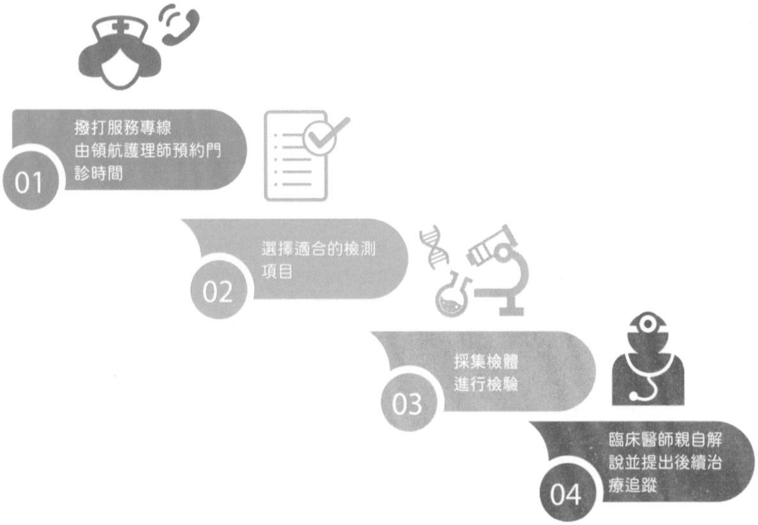
01
撥打服務專線
由領航護理師預約門
診時間
02
選擇適合的檢測
項目
03
採集檢體
進行檢驗
04
臨床醫師親自解
說並提出後續治
療追蹤

圖四

精準醫學檢測流程

資料來源／台灣癌症基金會

帶基因突變的胚胎，避開遺傳疾病傳遞給下一代的機率。

但這一切都必須考慮周詳才能進行，諮詢師會在討論過程中確認個案的心態後，才協助進行基因檢測。況且，基因檢測並非個人選擇，也會影響到父母、兄弟姊妹以及整個家族，即使確認不帶有基因變異，也不見得是件開心的事情，個案可能會有罪惡感，難以面對其他帶有基因變異的家人。

假設你的家族史或個人病史疑似遺傳性癌症的高風險族群，有幾個比較建議的時機或年紀來做基因檢測：

一、已罹癌患者：急性期的治療已完成，比較瞭解癌症之後，想確認自己是遺傳型或後天型的癌症。

二、對於有家族史且尚未罹癌的健康人：可在二十五歲後進行諮詢及檢驗，以達到預防癌症的效果。

三、對家屬來說：當有親人已經驗出遺傳性癌症基因變異的時候。

如何選擇合適的基因檢測？

目前與遺傳性癌症高度相關，且在臨床上有意義的基因約略三十幾個，不同癌症會有不同的重點基因。

其他還有一些高度懷疑，但臨床證據未充足的基因，這些基因大多在動物實驗上已有明確證據，但臨床觀察仍不明顯，有時會被包含在遺傳性癌症的基因檢測中，供醫師或遺傳諮詢師做為參考。一般市面上的基因檢測內容，以及醫院專業的基因檢測諮詢，其差異即在這個部分。

檢測技術是另一個重點，不同檢測目的會搭配不同的檢測技術，而每種檢測技術又各有其盲點。目前並沒有任何一種基因檢測可以取代其他技術，故不建議一味追求最新、最好、最快的檢驗。

此外，價錢也是一個重要考量，最新的檢測不一定最貴，舊的檢測不一定便宜，因價錢往往會跟基因與變異的複雜度有關。因此要做基因檢測之前，還是需要搞清楚目的和需求，與醫師或遺傳諮詢師確認清楚之後再檢測，才不會多花錢或浪費時間。

由於基因檢測是不斷發展且複雜的領域，一般民眾難以理解全貌，因此仍建議可到醫療院所向專業醫師或諮詢師尋求解答與家族史評估後，再進行檢測。畢竟，基因檢測的結果，仍需要專業人員解讀與安排後續醫療，坊間的商業機構不一定有足夠專業的人員可協助民眾瞭解。

在這個資訊爆炸與科技進步快速的時代，許多資訊在商業行為的驅使下已經失去本意，而癌症又年年蟬聯十大死亡冠軍，民眾感到緊張想要進行檢測很正常，但首先要確定檢測的目的與意義是否符合自己預期；另外，遺傳性基因檢測不只影響個人，對家族親屬更是很大震撼，該如何面對後續問題，以下會有更多討論。

基因檢測異常，怎麼辦？

基因檢測異常不一定會發病，只是得到該病的機率較高。類似是子彈上膛，但不一定會發射的概念。

事實上，癌症的發生不只是先天遺傳因素，後天因素像是飲食、環境、生活習慣、壓力等也有重要影響。以遺傳性乳癌中大家較熟悉的 BRCA1/2 基因為例，帶有基因變異的人到七十歲發生癌症的機會為百分之八十；臨床上確實見過帶有基因變異的女性，到七十歲仍沒有罹患癌症，但其他姊妹在五十多歲確診乳癌的例子。其他表現強度較低的乳癌相關基因發病率有可能是百分之五十或更低。基因不同，帶有遺傳性癌症基因突變的人，其發病機率也不太一樣。

基因變異所引起的癌症不會比較惡性、進展也不會較快。但平均來說，遺傳性癌症發病年紀較早，所以易被忽略，等到察覺異狀時，常為時已晚。因此建議帶有遺傳性癌症基因突變者，要盡早進行較為頻繁且較深度的檢查；例如一般人約四十五歲以後才進行乳房超音

☆在決定做遺傳諮詢 / 基因檢測之前，該先思考的問題：

01 我為什麼想做基因檢測？

02 家族史是否瞭解得夠多、夠詳細？

03 如果真的是基因問題，
我可能會有怎樣的想法？

04 基因檢測的結果，有沒有可能影響到別人？
會影響哪些人？

05 對於檢驗的預算？後續醫療的想法？

06 有哪些我介意的問題，無論生活、人際、
財務、工作等？

備註：

這些問題在諮詢過程中，諮詢師會引導你進行思考，但若是先想過，再與諮詢師進行討論的過程中，相信會更加順利。

☆進入癌症遺傳諮詢後，會面對的流程如下：

01 個人及家族病史詳細問診與紀錄。

02 討論個人對於疾病與基因檢測的認知與疑問。

03 評估遺傳性家族的可能性。

04 介紹基因檢測的內容與意義，瞭解疾病在家族中可能出現的症狀。

05 瞭解基因檢測結果，對個人或家族可能帶來的正反面影響。

06 介紹基因檢測的內容與價錢。

07 基因檢測報告完成後，根據報告內容，瞭解後續相對應的醫療或健康管理計劃。

08 討論患者／個案對於基因檢測結果的問題或困擾。

09 評估還有哪些家人應該／適合做進一步的相關檢驗。

波或攝影篩檢，而帶有基因變異者建議提早到三十歲就開始每年進行超音波或乳房攝影，三十五歲以後定期進行核磁共振攝影。一般男性約六十歲以後才會注意攝護腺的問題，但遺傳性乳癌家族中的男性，須提前到四十歲開始，定期進行攝護腺的超音波與觸診檢查。

經過基因檢測確認基因變異後，諮詢師會根據國際遺傳性癌症指引以及家族病史，給予後續醫療或健康檢查的建議，給病人與主治醫師參考，再由病人根據自己的需求與身體狀況和主治醫師共同進行。除了檢查，有些遺傳性癌症可以使用預防性投藥，甚至有些人願意接受預防性切除，但要進行這樣的手術之前，必須經過多次的諮詢與討論。

帶有遺傳性癌症基因突變並不可怕，目前遺傳性癌症可預防也可治療，已經有針對遺傳性癌症基因突變，設計出特定的藥物，將來，研發出預防性藥物也指日可待。

哪裡有癌症遺傳諮詢/基因諮詢服務？

過去民眾較為熟知的遺傳諮詢是產前或小兒遺傳諮詢單位，這方面的資料較容易被搜尋到。這幾年癌症的基因檢測飛快進展，現存的癌症相關遺傳諮詢服務不一定包含在原有的遺傳諮詢中心。

以下提供專精遺傳性癌症領域的醫師名單供大家參考，而近年來各醫院致力發展癌症的精準醫療，可能孵育出更多涉及此領域的專科醫師或部門，若在出刊時間內來不及更正，資料遺漏還請見諒。

醫院名稱	電話	地址	醫師
和信治癌中心醫院	(02)28970011 (02)66030011	台北市北投區立德路 125 號	王詠醫師
台北馬偕紀念醫院	(02)25433535	台北市中山區中山北路二段 92 號	蘇穎文醫師
台大醫院	(02)23123456	台北市常德街 1 號	林柏翰醫師
新店耕莘醫院	(02)22193391	新北市新店區中正路 362 號	陳燕麟醫師
雙和醫院	(02)22490088	新北市中和區中正路 291 號	宋碧琳醫師 趙祖怡醫師
萬芳醫院	(02)22490088	台北市文山區興隆路三段 111 號	胡名宏醫師 溫玉清醫師（攝護腺）
台北醫學大學附設醫院	(02)27372181	台北市信義區吳興街 252 號	曾慧恩醫師
禾馨醫療	(02)23612323	台北市懷寧街 78 號	蘇怡寧醫師及其遺傳諮詢團隊
林口長庚	(03)3281200	桃園市龜山區復興街 5 號	郭玟伶醫師 彭夢婷醫師
澄清醫院中港分院	(04)24632000	台中市西屯區台灣大道四段 966 號	葉大成醫師
澄清醫院中港分院	(04)24632000	台中市西屯區台灣大道四段 966 號	陳駿逸醫師
中國附醫	(04)22052121	台中市北區育德路 2 號	鄭伃書醫師
成大醫院	(06)2353535	臺南市勝利路 138 號	林鵬展醫師

另外要注意的是，完整的遺傳諮詢包含基因檢測前諮詢與檢測後諮詢，前諮詢至少需要一個小時，檢測後諮詢最少也要三十分鐘，因此大多都是採取預約制。如有需求，可先向醫療單位預約以免等候過久，或當天掛號卻看不到診而白跑一趟。

接受/拒絕知道基因疾病的權利

基因檢測讓我們有機會更全面瞭解自身健康狀況，有機會及早預防或治癒疾病，以及進行健康管理的規劃，是預防醫學中「治未病」的重要一環。不過，一些問題也應運而生。最切身的問題，就是基因的預測性極高，且帶有遺傳性、永久性等特質。所以必須注意的是，個人或家族的基因資訊，絕對是一個高度敏感資訊。

接受基因檢測之後，最簡單要面臨的問題是，若自己目前處於健康狀態，卻提早得知自己帶有基因變異，是否會影響自己未來的生活，心理上該如何接受？而這樣的資訊，是否會對家族其他成員也帶來影響？另外，個人基因變異的資料若沒有充分保密，可能會面臨後續的歧視問題，如報告被保險公司取得而收取更高保費，或是在求學、求職、交往、婚姻、家庭上因此受阻，這就是「基因歧視」。

美國已在一九九〇年的《基因隱私法》（The Human Genome Privicy Act, 1990）禁止政府機關公開基因資訊；二〇〇三年，聯合國教育、科學及文化組織（UNESCO）《國際人類基因資料宣言》（International Declaration on Human Genetic Data）明文表示，基因資訊之收集、處理、使用、儲存，必須尊重個人尊嚴及人權的原則；二〇〇八年，《基因資訊無歧視法案》（Genetic Information Nondiscrimination Act, GINA, 2008）也禁止雇主與保險公司的基因歧視，用法律規定不能於保險與就業時，使用基因資料與家族病史，是目前禁止基因歧視最全面的法律。

對於個人來說，是否要知道自己的基因資訊，是一個重要的決定。需要謹記在心的是，個人有「知」的權利，也有「不知」的權利；個人有權依照個人的信仰、價值觀、生活理念、風俗習慣等，決定自己想要的生活型態，以及身體如何被對待。因此在做基因檢測之前，個人須充分瞭解所有的風險，包括「同意」後可能面臨的風險，以及「不同意」後面臨的風險。因疾病也會影響第三人或是社會整體，在某些情況之下，如《傳染病防治法》、《後天免疫缺乏症候群防治條例》、《精神衛生法》第二十一條等規定，病人喪失「不知」的權利，違反時還會科處罰鍰及強制處分。

PART 5

面對精準醫療，台灣可能會面臨的挑戰

採訪．撰文／張傳佳
諮詢專家／台北醫學大學附設醫院放射腫瘤科醫師　呂隆昇

精準醫療的很多領域是奠基於基因檢測發展而來，唯有長期的本土分析研究，並建立在地的基因資料庫分析，才能提升基因檢測與用藥的準確度。台灣的精準醫療發展，因為法規與倫理爭議而起步略晚，現在正在想辦法急起直追。

雖然台灣目前是全球精準醫療的跟隨者，但也有一些優秀團隊做出領先全球的成果。中研院生醫所陳垣崇院士發現，台灣約有百分之五的民眾對於抗癲癇、三叉神經痛藥物carbamazepine（中譯「卡巴氮平」）嚴重過敏，引發致命的皮膚組織病變等史帝文生氏—強生症候群，這些人有嚴重過敏的原因就是因為HLA-B基因型的差異，其中台灣較多人是HLA-B*1502基因型，服用此藥過敏的機率是一般人的一百九十三倍。這是台灣在全世界的精準醫療重要領先的貢獻。

精準醫療在台灣之發展程度

此外，許多實驗室已開展自行研發檢驗技術（Laboratory Developed Tests and Services, LDTs），幫助癌友針對腫瘤基因尋找相對應藥物。**為確保實驗室品質，衛福部食藥署於二〇一九年啟動「精準醫療分子檢測實驗室」列冊登錄管理，全台第一間癌症分子資訊公司於二〇二〇年五月二十八日成為首家認證實驗室，備受各界矚目。**

另外要特別釐清的地方是，本書討論的精準醫療大都著重在於基因檢測以及癌症治療。但**所有醫療行為都可以是精準醫療的行列，精準治療的精髓是4R——Right Person（對的人）、Right Gene（對的基因）、Right Drug（對的藥物）、Right Time（對的時間）。精準治療並不只限於癌症，癌症只是這領域最早的應用，但未來會開枝散葉到其他疾病。因此，精準醫療是分析、媒合、提高治癒率的過程。**

・什麼是 LDTs

LDTs 是實驗室使用自行建立的分子檢驗方法，並利用該方法提出檢測結果報告，直接或間接作為臨床用途的服務。因有越來越多的新技術被開發，如使用次世代基因定序為基礎的基因檢測分析，但這些創新技術尚未建立起標準流程，也沒有可以依循的法規，若要建立起成熟的體外診斷醫療器材路徑將會非常耗時。

另外，因坊間基因檢測產品混亂，LDTs 納入特管法之後，衛福部會公告合格的 LDTs 相關資訊，有利民眾參考判斷。但目前 LDTs 納管方向仍以醫療檢驗為主，以癌症精準醫療與遺傳性疾病為導向的坊間 LDTs 仍需取得認證，接受醫療機構委託後，才能進行醫療用 LDT 分子檢測，實驗室提供報告後再由醫師解讀。

台灣有不少發展精準醫學的優勢，例如族群一致性高、健全的健保制度、完善的醫療紀錄、以及電子與資訊的研發能力等。未來，希望能找出更多影響健康的因素，包括針對影響健康的環境因素、生活習慣與型態、有毒物或致癌物等危險因子的暴露，以及更瞭解個人獨有的基因樣貌；並進一步，藉由大數據與AI（人工智慧）的統計與計算，找到上述各因素如何交互影響，**然後比對出最適合每個人的用藥與治療方式，快速達到療效之外，也降低不良反應，減少不必要的醫療浪費。最終，能夠打造出新型態的健康管理，早期預測疾病的發生，或更有效的早期治療，希冀能邁入高齡而健康的社會。**

整合在地基因資料庫，精準醫療的重要基礎

人類基因圖譜在二〇〇〇年初步定序完成，以區域、國家、族群為單位的大型人群基因資料庫相繼出現。如冰島的Icelandic Health Sector Database、英國的UK Biobank、日本的Biobank Japan Project、中國的Chinese Human Genome Diversity Project、愛沙尼亞的the Estonian Genome Project、韓國的the Korean Biobank Project等。

目前常用的基因資料主要來自西方國家，無法對應到台灣族群特有的基因變異，但國人在地型的資料庫，才是精準醫療的重要基礎。

例如，肺癌標靶藥最常使用的艾瑞莎（Iressa），在發展之初完全就是被忽略。歐洲的肺癌治療無法呈現艾瑞莎的效益，於是這個藥物被歐洲放棄；反而在亞洲的日本族群，出現了

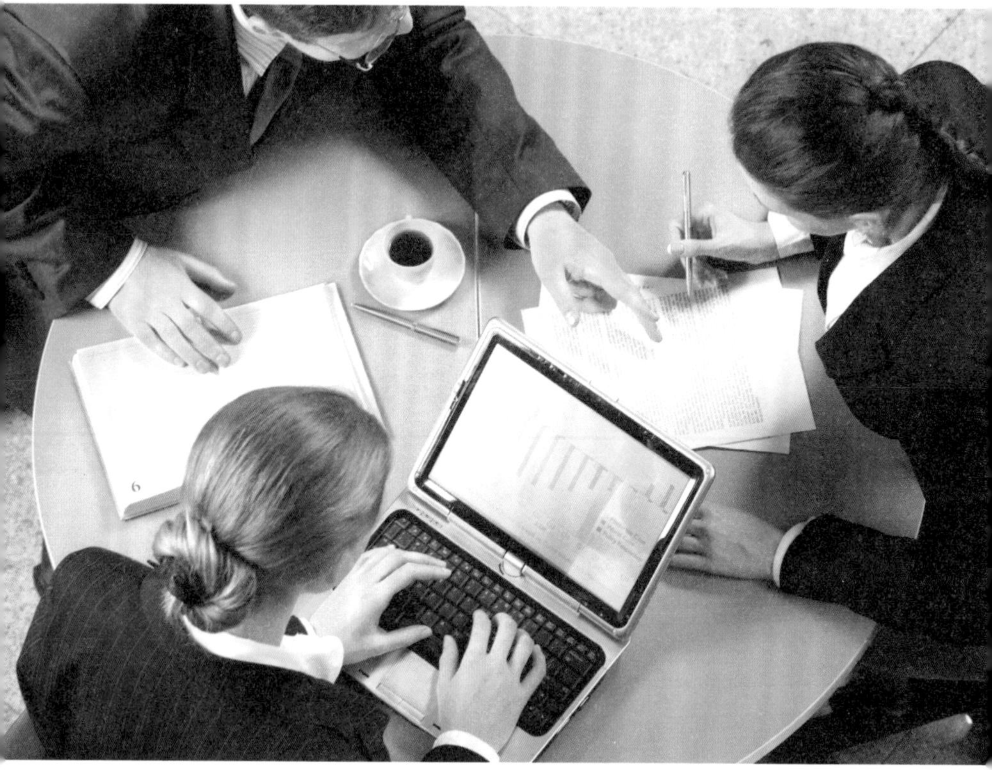

非常顯著的效益。後來在二〇〇六年才分析發現，原來日本人 EGFR 基因的標靶突變高達百分之六十至七十，而歐美人只有約百分之十。因此，**瞭解群體的基因特徵，是發展精準醫療的重要依據。**

基因研究需要經由大量數據，但因法規嚴格限制個資流通，過往各醫院也擁資料自重，故大型的跨單位資料庫尤其重要。**二〇一〇年頒布《人體生物資料庫管理條例》，可合法取得病患授權使用其檢體和醫療資訊，串連國內其他資料庫（broad consent），該法對人體生物資料庫嚴格管控個資，並訂定商業利益回饋條款，不只提供高品質的醫療資訊和檢體供學術界使用，產業界也可合法提出申請及商業運用。**

至今，衛生福利部核准的人體生物資料庫已達三十三家，衛福部委託國家衛生研究院於二〇一九年十月成立「國家級人體生物資料庫整合平台」（https://nbct.nhri.org.tw/zhtw/index.php），整合其中二十五家，並訂定一致的品質標準與臨床資料，建立起龐大且內容廣泛的人體生物資料庫網，並建立單一窗口，提供外界申請運用。

如此不但有助於人體剩餘檢體的管理，也對台灣生醫產業創新及醫療健康事業之發展有所助益，並可吸引國外研究機構或產業界的興趣。目前，登錄之收案數已超過三十一萬例，二〇二〇年二月更迅速於國衛院建置專用P2等級之感染性生物資料庫，成功收集全台一百六十五例嚴重特殊傳染性肺炎（COVID-19）血液檢體。（衛生福利部核准之人體生物資料庫：https://dep.mohw.gov.tw/doma/cp-3133-12824-106.html）

另外，台灣精準醫療計劃（Taiwan Precision Medicine Initiative, TPMI）為中央研究院與全台各大醫院共同合作執行的臨床研究計劃，目前有十三家合作醫院，目的在於發展精準醫療臨床應用模式，並收集台灣人專屬的數據。**將收集台灣一百萬名民眾數據，以促進國人常見疾病的風險評估，並開發專屬華人的基因型鑑定晶片，從而促進台灣精準醫療及生醫產業發展，最終目標是讓「人人享有量身定制的醫療及健康照護」**。

資料庫將面臨的個資及倫理爭議

一九九七年十一月，聯合國通過《世界人類基因組與人權宣言》，其中明文規定：「對人類基因組進行的各種研究及應用，特別是在生物、遺傳學和醫學方面，都不應危害到人權和人的基本自由，並應尊重個人與族群尊嚴。」

在台灣，基因人體資料庫與病例資料庫由衛生福利部醫事司主管，旗下設有人體研究倫理委員會（IRB），相關倫理與法令規定涉及眾多法規，包括《人體研究法》、《個人資

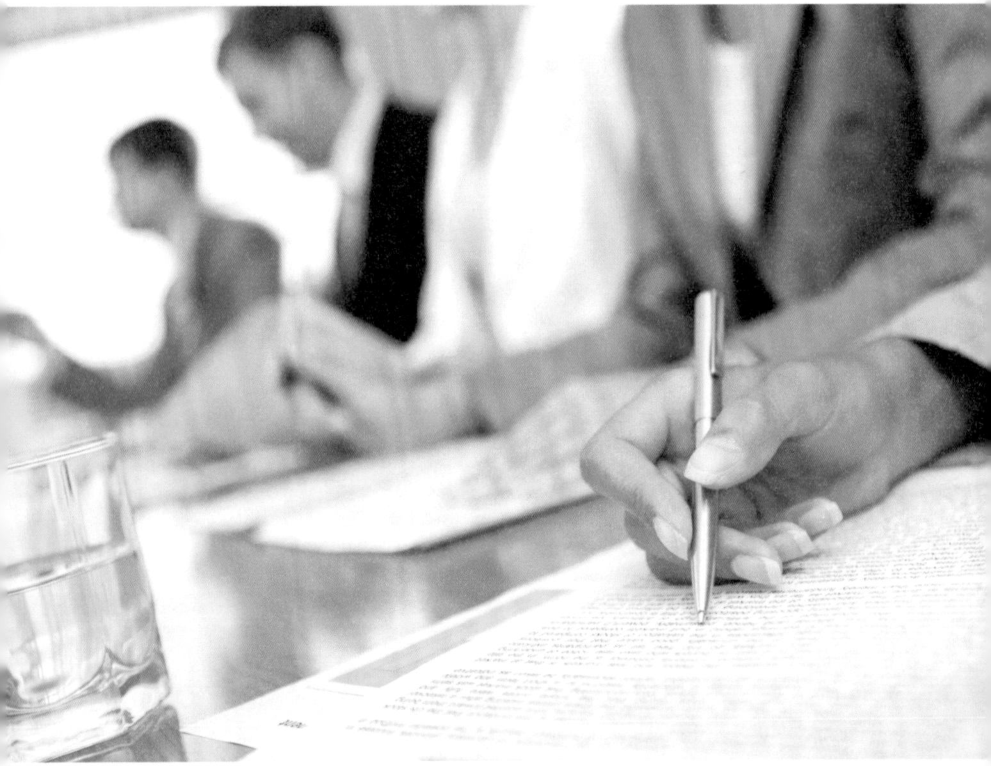

料保護法》、《醫療法》、《傳染病防治法》、《人體生物資料庫管理條例》、《刑法》等。

・無論是直接或間接收集，參與者的「知情權」與「自主權」最重要

根據《人體生物資料庫管理條例》規定，基因資料庫收集病人的血液、腫瘤切片等檢體之前，都需要請參與者簽署同意書，該同意書也需要通過倫理委員會審查，確認研究者瞭解參與者的權益。其中，最重要的是參與者的「知情權」與「自主權」，理解參與後需要面臨的個人與社會風險；**研究者取得檢體後，僅能用在捐贈者同意的用途或研究中；同意書也必須賦予參與者無條件退出研究的權利，以及損害賠償的條件。**

檢體中所含有的基因資訊涉及參與者的隱私權，維繫了參與者的身體自主權與人性尊嚴，**為避免爭議，不少基因資料庫的資料，以去個人化並編碼、加密的方式保存**，研究單位需透過嚴格的程序審核，才能取得資料庫的研究、處理或收集。

更嚴謹的倫理規範是大型資料庫的好處，以往常是醫院等各研究單位各自收集檢體，但保存與加密方式不一定足夠周延，大型資料庫除可減少重複收集檢體的成本，增強檢體保存與使用的責信，提升資料使用的效率與公共性，並在確保參與者的知情同意、隱私、資安，以及資料庫的利益迴避與回饋的規範，都有更一致的規定。

以TPMI為例，參與者參加TPMI後，參與民眾的資料在合作醫院便已進行去識別，編碼後的基因資訊結果及臨床電子病歷資料，再以加密方式傳送到台灣精準醫療計劃數據庫，其後再與其他數以萬計的參與者資料一起進行大數據分析，進一步保障了參與者個人的隱私，卻同時收集到足夠用來進行研究的數據。

隨著法令不斷進步，各研究單位已開始更嚴肅對待捐贈者的組織保存與倫理問題。不過，過去已收集的檢體未來可以如何運用？參與者當初答應的同意書內容，是否足夠應付未來所有情況？這些都需要各單位根據最新的倫理與法規，重新權衡醫院資源與人情世故，視需要重新考量病人權益，有必要的話，甚至需再次聯繫病人，確保病人的知情權與自主權受到保障。

．推動基因資料庫，個人將面臨的倫理問題

大型的基因資料庫研究有助公共政策與醫學科技的推動與發展，因此自願貢獻出個人基因資料，可為跨世代的族群做出長遠貢獻，這是基於公共利益，而自願做出個人奉獻的利他精神。但隨著大型資料庫的推展，可能也會對個人造成一些始料未及的風險。

對比基因資料庫與個人之間，其資源與專業性的龐大差距，參與者進入了基因資料庫之後，

常處於被動且不確定其風險與效益的劣勢情況。即使資料庫取得了個人的告知與同意，但實際上資訊壟斷於資料庫手中，參與者個人難以在過程中擁有足夠資訊，以足夠知識判斷而行使自主權。

現在，不少大型資料庫的研究，都不會提供參與者費用，頂多只是提供參與者少許車馬費，避免有「利誘」參與者參與研究之嫌。另外，也不會將參與者個人的基因資訊回饋給參與者，以免引發後續爭議，多在採樣檢體之時即去識別化。但亦有長期追蹤的基因資料庫，會與疾病資料庫連結，以對照基因特徵與健康因子之間的關聯。兩者能達到的研究成果，以及引發的爭議不同。**最矛盾的一點，就是取自於個人無償奉獻於資料庫的成果，最終為研究者或商業公司收割，賺取名譽獲取利潤，但最初奉獻個人基因資料的個人，卻無法負擔高額的新治療方式。**

除了上述參與者無法享受資料庫帶來的好處之外，隨著資料庫的研究成果揭露，亦可能為自身帶來直接影響，如將犯罪原因歸咎於基因的污名化標籤，卻忽略後天的社會環境養成因素。**而若基因資料庫與收支、經歷、健保資料等其他資料庫連動串接，每個串接過程是否該讓受訪者知悉，以及其中可能帶來的資料外洩風險，造成婚姻、生活與保險等基因歧視效應，以及個人人權的可能侵害，如隨之而來的社會政策擬定與優生學討論，亦是需要審慎考量的環節。**

最終，最需考量的是，個人的基本尊嚴與社會整體公共利益，兩者之間的界線為何？該如何防範科技發展過程，傷害到個人基本尊嚴？

・推動基因資料庫，群體將面臨的倫理問題

基因的特性是可以代代相傳，是持久的家族生物標識，因此**隨著基因資料庫發展，基因資訊一一被解碼，那麼整個家族的生理狀況，甚至個性等特徵**，即使無法被完全預測，亦可能被貼上不必要的標籤。如果家族中有人驗出重症基因，最嚴重的情況是，其家族成員可能在求職、生子、保險等都受到歧視。在台灣，「族群特徵」也容易牽動敏感的政治神經，特定族群因基因特質而受到標籤化，也是基因資料庫解碼之後，需要謹慎處理的部分。

對於特定族群或群體來說，在分析研究成果時該如何「將群體分類」，會是敏感的議題。事實上，**在台灣學者之間就曾引起「誰的基因能代表臺灣人？」、「四大族群分類？」等是否適當的公開或非公開討論，民間團體以及相關學者指出，如此分類可能導致「特定參與者或其群眾汙名化」**。

而在公布基因成果之後，若其中有涉及族群因素，即使政府沒有強制法律規定，但社會亦可能自行做出規避特定變異基因遺傳的舉動，如此是否會讓整體基因歧異度下降，不利於整體族群適應環境變遷？

基因是長期演化的產物，此時認為是不好的基因，不代表未來都沒有用處（如非洲奮鐮刀

型貧血症與防瘧疾基因），在所有變因尚未釐清之前，貿然進行基因淘汰可能導致不可預期的後果。

因此，人體資料庫的性質本身，難以純粹歸咎於科學研究範疇，而需將族群文化、社會、政治等因素納入考量，每一步都做出謹慎的判斷。

・基因資料庫揮之不去的陰影——政府掌權者的監控

> **基因資料庫若能與健保、戶政、癌症登記等大型資料庫串接，有很大機會產生劃時代的長足成果，研發出療法、藥物、疫苗等各項生技產品，推動生技產業之發展。不過，社會、基因資料庫與政府之間的信任關係，往往是此類計劃是否能順利推動的成敗關鍵。尤其，對於「政府掌權者」監控的懷疑，往往揮之不去。**

舉例來說，基因資訊是否有一天，會被法院要求調閱偵辦重大刑案，當遇到這類的情況，資料庫該如何因應？若遇到涉及孩子權益、遺產等問題的親子鑑定，在被告不願提供檢體的情況下，法院可以從資料庫調閱基因資料嗎？

因此，在設置資料庫之前，為取得民眾能夠信任，以及避免未來延伸出過多爭議，政府相關的法規建置就相當重要。《人體生物資料庫管理條例》也就在這樣的情境之下，在各方推動與討論下應運而生，於二〇一〇年一月立法院三讀通過，同年二月正式公布，其後也歷經多次修正；**有意參與人體資料庫的捐贈者，亦可在參與前詳閱《人體生物資料庫管理條例》，可對資料庫的規範獲得更多理解。**

・以動態方式建立起政府、基因資料庫與社會的互信模式

為因應未來的治療潮流，人體基因資料庫是必須推動建置的基礎建設，但綜合上述的倫理爭議，基因資料庫絕不能被簡化為單純的科學技術問題，而是科學與社會交織的複雜過程，因此，資料庫發展的每一個階段，都需納入更多元的行動者，在動態的情境之下相互溝通、協商、說服，共同找出細緻的運作方式。

其中，握有相對龐大資源的基因資料庫，是否具有足夠的溝通誠意，是建立信任的關鍵因素之一。諸如解說這些檢體或資訊會被運用在哪些研究？決策過程是否納入多方意見？或是誠實地向參與者說明可能的風險，都是基因資料庫需要對外說明的部分。

每段時期的社會情境不同，因此最重要的是不斷的溝通並謹慎決定。**基因資料庫的研究者需用更有誠意的方式，以及淺顯易懂的語言，向參與者說明他們的研究方向，以及做了哪些制度防止民眾權益受損。而參與者是否希望收到資料庫的定期報告，以瞭解自己提供的**

檢體取得哪些研究進展，或是參與計劃是否有優點，例如優先取得新藥的試驗權等，也都是政府、研究者、倫理委員會與民眾需要不斷打開公共討論的課題。

參與基因資料庫的個人需承擔某種程度的風險，因此基因資料庫的成功，其實需仰賴個人參與者的利他精神，但若基因資料庫考量擔心影響招募成果，對於其風險避重就輕，甚至隱瞞不提，最終可能引發參與者失去對於基因資料庫的信任，使得招募無法達標而導致失敗。如此一來，才能讓基因資料庫的發展，走在一個穩健且受整體社會支持的道路上。

費用負擔——基因檢測與後續費用

檢測方面，現已開始進行，但在檢測後的藥物搭配上，則須與各國健保給付單位配合，檢測精準度提高，病人潛在醫療支出也為之擴大。例如，病人經由精準治療分析後發現有五種基因突變，必須使用二、三種標靶藥物才能做完善治療，但每個標靶藥物都費用高昂，健保或保險單位將如何因應？

基因檢測價錢並不便宜，但更昂貴的往往是治療的新藥物，每月動輒數十萬的支出，經年累月就是數百萬。有時候，更是有錢也買不到藥，例如新一代的標靶治療，每個月超過十萬元是常態；可望治癒 C 型肝炎的新藥，全程自費目前約需百萬至兩百萬元；最近備受矚目的免疫療法，動輒百萬藥費，且不只使用一次。

有些精準標靶治療的藥物，台灣仍無法取得，或是晚美國一段時間才會上市。但給病人用最新、最好的藥、看最棒的療效，一直是癌症醫師的期待。**我們的基因定序已經做得越來越好、越來越普及，可是昂貴且健保無給付的藥物，明明病人需要，卻付不起。這需要腫瘤專科醫師共同努力，與國家與健保協商，有定序證據的就可以給付，這也跟LDTs的法案有關，這可讓整體研究更普及，未來相對價位會更下降。這需要一段時間達到，但我們相信未來幾年可以逐步有成果。**

> **對於病友來說，可以透過三種方式，爭取到較低費用的新興治療機會，分為「健保給付」、「臨床試驗」、「商業保險理賠」。**

· 健保給付

這是最常見的降低費用的方式，但是缺點是許多新藥仍未列入納保範圍。雖已有許多民間團體已在爭取加快新藥納入健保的時程，但限於健保的制度與財務等問題，新藥納入健保仍有許多待解決的問題，目前不一定能即時回應病人需求。

· 臨床試驗

藉由特例的臨床試驗研究，病人有機會能以相對低廉的價格取得新藥治療。目前這部分的問題是，病人取得臨床試驗的資訊不易，醫院也缺乏明確的轉介制度，因此建立起整合式臨床試驗資訊平台，讓病人能夠更全面的取得並理解相關資訊，有所必要。

．商業保險理賠

台灣因有健保的特殊環境，民眾習慣便宜的醫療服務，因此對於商業醫療保險的認知不足，再加上保險公司也未必能掌握醫療科技的進展，推出的保險產品可能不符合未來醫療需求，造成民眾即使購買了產品，也未能獲得足夠的保障。

舉例來說，目前醫療險理賠方式大多為住院定額與住院實支實付，但隨著醫療進展，部分癌症治療在門診完成，或領藥回家口服即可，但重大支出卻是來自這些不需住院的治療。因此，購買保險之前，需清楚產品內容，確認是否包括標靶、免疫、抗荷爾蒙藥物等是否理賠？而理賠範圍是否包含新型手術方式、檢查型手術，甚至中醫治療等。

結語

精準醫療的趨勢，治癌也治未病

撰文／張傳佳、王常怡

諮詢專家／台北醫學大學附設醫院放射腫瘤科醫師　呂隆昇

遺傳諮詢師　廖敏華

精準醫療的最終目標，是以達到最小化的醫源性損害、最少化的醫療資源耗費，來獲得最大化的治病效益，在醫療上正方興未艾，前景不可限量。

癌症多年來都是國人十大死因首位，占全部死亡人口已達百分之二十八。加上癌症治療總有副作用，還有復發、術後重建等後續，使得癌症治療不只是要面對醫療面，更重要是治療之後如何重新調整生活。

> **台灣對於精準醫療的期許，就是希望奠基於台灣的基因數據，可以找到適合的人，發展出適合他們的治療方式，創造出副作用小、疾病控制期長、存活率高、經濟價值許可、可流動性高的醫療，藉此帶動台灣生技產業的發展，並將成果貢獻於全球人群。**

過去的癌症醫療，是一體適用的治療，通常它的毒性不容易忽視，如果沒有辦法找出最適合的治療對象，以整體人群來看，很可能損失抵銷效果，對健康或是經濟都沒有優勢。但是，精準醫療的目標是為每個人打造出獨一無二的醫療，除了提升治療效果，也能避免浪費不必要的資源。

醫療科技不斷演進，已發現相同基因可能導致不同器官的癌症病變，打破了癌症過去以器官分科的治療方式，未來將以基因為目標的治療方式漸成趨勢。二〇二〇年六月底，美國食品藥物管理局（ＦＤＡ）核准美國藥廠默克（Merck）的免疫治療新藥 Keytruda，可用於 MSI-H 或是 dMMR 基因缺陷的第一線大腸癌，因該藥在臨床上已對多種癌症有顯著的治療成果，非常受到各方矚目。

雖然精準治療的發展為病人帶來偌大希望，但其進程的速度因涉及多方因素，涉及複雜的科技與社會挑戰，難以有可預期的規劃。在二〇一五年歐巴馬提出「精準醫療倡議」（Precision Medicine Initiative）後，即使在美國，落實這件事情也是相當複雜、困難。所以，每個不同社會，有它自己對於精準治療的探索跟解方。

對於台灣未來發展方向的期許，應朝向必須能夠提供獨特要素，要讓全球有條件的廠商或是資金，願意進來進行合作跟發展。舉例來說，台灣精準醫療要有長足發展，需要法規支持以及資金挹注，**國外的精準醫學早期的臨床研究，常見國家出資贊助建立精準醫學的基礎架構，並提供免費的藥物跟檢測，讓病人在疾病遭遇困境的時候，可參與先進的臨床試驗。法規也要以開放態度支持在醫院的相關試驗，用接近法規沙盒的精神，容許治療者探索治療的可能性，不受限於現行相對保守，及僵化的標準治療規範。**

精準醫療要順利在台灣發展，最重要的是不斷溝通，民眾需要知道精準醫療的世代來臨，醫師、護理師等醫療從業人員也要熟悉並掌握最新資訊。只要越來越多人使用，檢測與治療方式越來越普及，那麼價錢自然就有機會降低。

此外，在精準治療的過程中，與民眾的溝通也是一大挑戰，因為基因檢測進展飛快，民眾的就醫資訊與選擇已不如以往簡單、明瞭，許多癌症病人和家屬常常被複雜的基因檢測搞得一頭霧水。為什麼一個 EGFR 基因有這個跟那個？不同的數字為什麼可以代表不同的藥物？再加上病友之間的討論後，常會疑惑為什麼你的基因檢測三千元，我卻要花九千元？

為何那個基因檢測又要花十幾萬？很多的資訊似是而非，問五個醫師有十種答案，該怎麼才能做出適合自己的選擇？面對琳瑯滿目的基因檢測廣告，怎樣做才能得到想要的答案？在各方推動下，台灣正朝向建立起醫院、官方、學術單位、藥廠和基因檢測公司等多方串接的機制，期待能夠研發出更多新藥，而當數據累積夠多之後，再由ＡＩ技術定期累積並更新基因與醫藥資料庫。未來精準醫療的發展有助帶動國家生技產業升級，如同電子產業能帶動台灣社會的發展一樣，更重要的是，讓人人都可獲得更有效的醫療。

提早診斷、預防，治未病是未來趨勢

> **現今精準醫療已經不夠用了，我們需要在治療前，就需要知道誰更容易得到癌症，怎麼樣去預防每一種癌症，我們已經把精準醫療（Precision Medicine）的定義跨大為精準健康（Precision Health）。**

「精準健康」讓每個人瞭解自己的健康風險，以可以進一步進行健康管理，讓有高風險的人可以及早控制，包含建立更健康的生活習慣，或是在醫生建議下使用藥物等，這是公共衛生上「治未病」的最終目標。**精準健康最重要的是，對生活型態的資料收集，例如抽菸、**

運動、飲食等，不是只有收集基因資訊。雖然這樣的目標，目前尚未能達到，但我們要運用這些技術，往這個方向走。

另外，也有許多癌症病友會感到疑惑，切除腫瘤後是否該繼續做化療？這也可以參考基因檢測的結果，若數據顯示是該基因病變的高危險群，那麼化療可更有效控制癌症復發，這也是預防醫學的重要環節。

建立抗癌生活型態，重整腳步，活出精采

癌症多年來都是國人十大死因首位，占全部死亡人口已達百分之二十八，加上癌症治療總有副作用，還有復發、術後重建等後續，使得癌症治療不只是要面對醫療面，更重要是治療之後如何重新調整生活。

首先是「調整心態」。癌症病人在歷經手術、化療、放療、標靶藥物、免疫治療等治療後，還必須定期追蹤，尤其還有所謂五年存活率，使得病人長期處於復發陰影中，如何調整心態就顯得相當關鍵。此外，更加熱情的擁抱生命，是不少過來人的建議。

前衛生署署長葉金川就說：「不管有沒有得癌症，都要好好把握每一天！」他在六十五歲時，診斷出罹患淋巴癌第二期，二〇一九年又發現皮膚癌。罹癌之後的生活甚至比之前更精采，一向熱愛運動的他，罹癌之後更是劍及履及地把握時間，逐步實現人生願望的清單——爬完百岳、鐵人三項、高空跳傘。

退休生活與癌症治療幾乎同步展開的葉金川說：「好好享受生活，該怎麼過就怎麼過，沒有必要因為癌症就放棄自己原本的嗜好。」

「活在當下」也是不少病友的心情寫照，葉金川的淋巴癌在屆滿五年時發現轉移，一向樂觀的他，竟一邊治療一邊安排兩天一夜的小旅行，甚至經常說走就走。對此，葉金川表示：「誰知道有沒有下一次機會？」

美妝部落客崔咪在事業如日中天時，得到乳癌第三期，走過療程也完成乳房重建的她，肯定地說：「『把每天都當成生命的最後一天。』對我來說，是很真切的心情，而不是掛在嘴邊說說而已。」

調整生活腳步是癌後另一個重要課題。手術、化療、術後重建等療程，曾讓崔咪不得不減少工作量，並結束經營將近十年的服飾店。這場大病讓她領悟到，自己過去太好勝，「不知休息為何物」的高壓生活，有害健康。現在的她，學著放慢腳步，該休息就休息，不再處處苛求完美；葉金川則是移居花蓮，每天清晨即起，健行、爬山、種樹、種花。當年擔任健保局總經理那種一週工作七天，從早上六點一直忙到晚上十點的日子，已成往事。

癌後人生，最重要是活得精采、活出自己。走過兩個癌症的葉金川說：「無論有病沒病，都要歡欣鼓舞、開心地迎接五彩繽紛的每一天。」嗜美如命，卻在化療前剃成平頭的崔咪說：「堅持下去，傷痕也可以變美麗。」如果要送給自己一句話，你又會怎麼說呢？

癌症是可以預防的
#要你一起這樣做

癌症自1982年開始，即一直高居國人十大死因之首，尤其發生人口逐年增加。然而，癌症是可以預防的，必須落實健康的生活型態，才能真正達到預防的效果！

根據研究顯示：60~70%的癌症是可以預防的，其中30~40%靠飲食調整、運動及維持理想體重，30%靠戒菸及避免二手菸害。因此台灣癌症基金會提出整合性防癌觀念－「全民練5功　防癌就輕鬆」，來幫助國人遠離癌症威脅。

「5功」指的是健康生活型態的五個原則，即「蔬果彩虹579」、「規律運動」、「體重控制」、「遠離菸檳」、「定期篩檢」。只要將此五個基本功法謹記且力行，即能降低60~70%的罹癌風險，真正達到癌症預防的目的。

全民練5功
防癌 就輕鬆

1. 蔬果彩虹579
2. 規律運動
3. 體重控制
4. 遠離菸檳
5. 定期篩檢

財團法人台灣癌症基金會
FORMOSA CANCER FOUNDATION

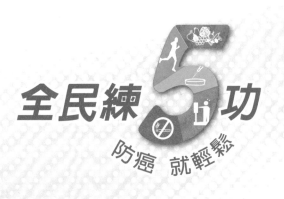

「癌」伸關懷

將服務延伸至全國74家醫院癌症資源中心，不定期的在各醫院舉辦課程講座、提供出版品、康復補助品、各項補助專案轉介與申請。

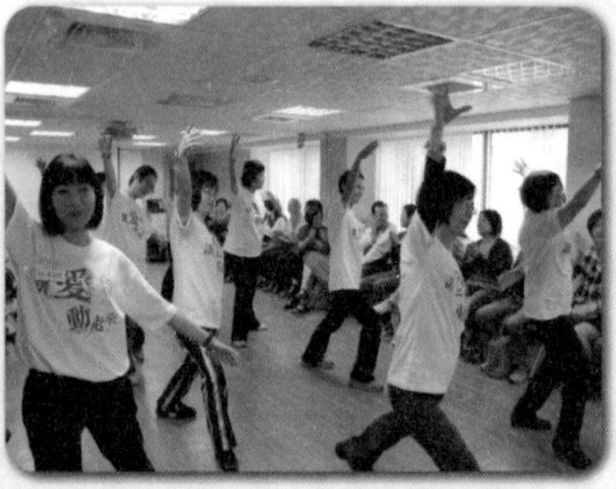

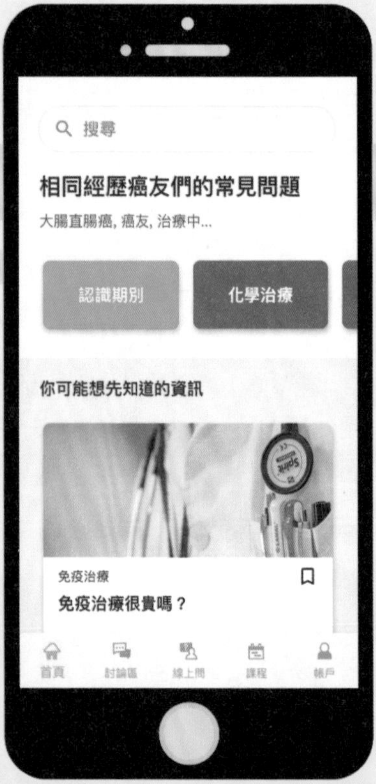

台癌e照護APP

提供線上多元的照護課程影片、癌症線上問、直播小教室等功能，打破時間與地域的限制，讓癌友及家屬能隨時隨地獲得專業諮詢與居家照護學習。

IOS下載

Android下載

台北總會：105台北市松山區南京東路5段16號5樓之2
電話：02-8787-9907 傳真：02-8787-9222
https://www.canceraway.org.tw/
高雄分會：807高雄市三民區九如二路150號9樓之1
電話：07-311-9137 傳真：07-311-9138
Email:5aday@canceraway.org.tw

台癌官網

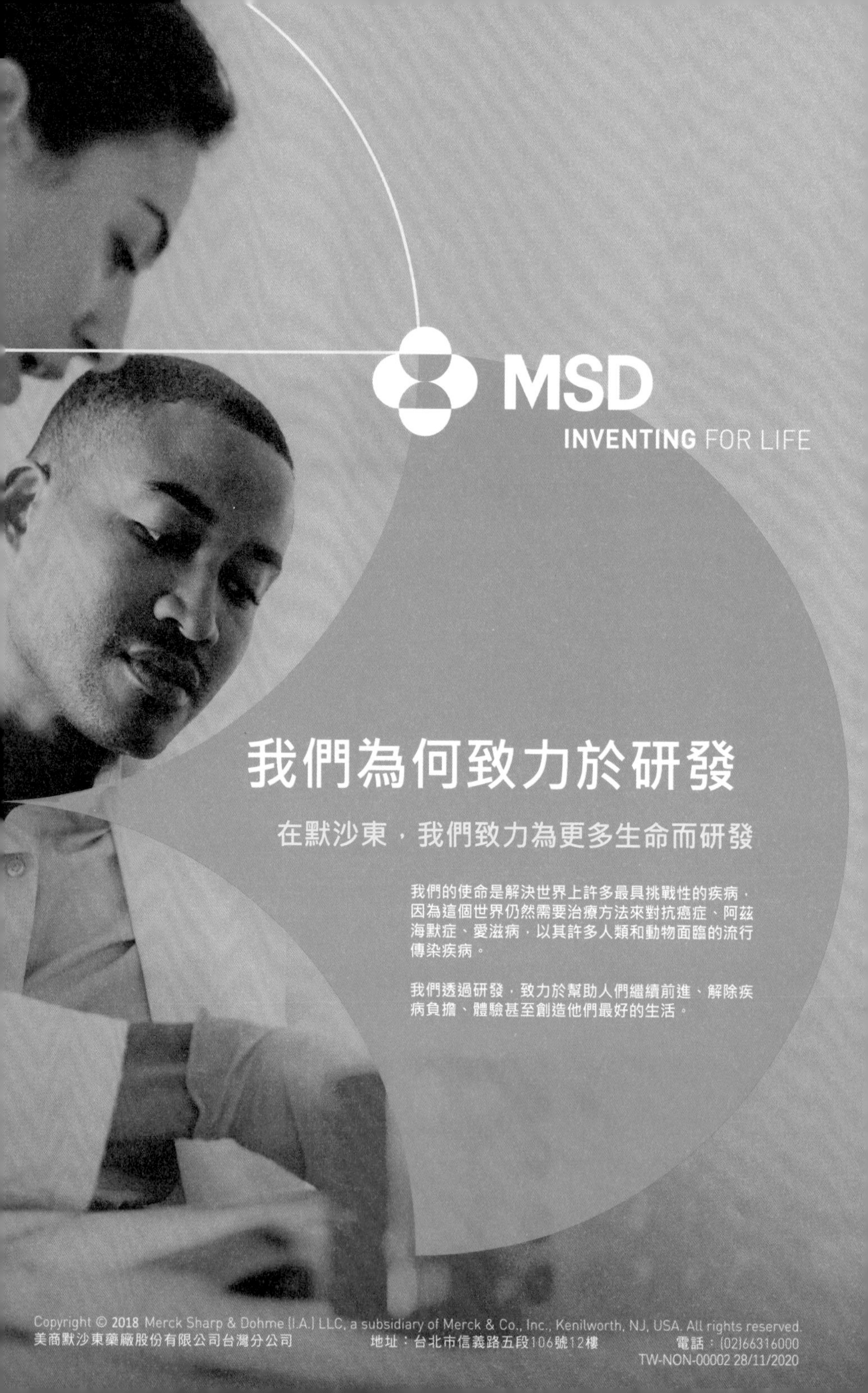
MSD
INVENTING FOR LIFE
我們為何致力於研發
在默沙東，我們致力為更多生命而研發
我們的使命是解決世界上許多最具挑戰性的疾病，因為這個世界仍然需要治療方法來對抗癌症、阿茲海默症、愛滋病，以其許多人類和動物面臨的流行傳染疾病。
我們透過研發，致力於幫助人們繼續前進、解除疾病負擔、體驗甚至創造他們最好的生活。
Copyright © 2018 Merck Sharp & Dohme (I.A.) LLC, a subsidiary of Merck & Co., Inc., Kenilworth, NJ, USA. All rights reserved.
美商默沙東藥廠股份有限公司台灣分公司
地址：台北市信義路五段106號12樓
電話：(02)66316000
TW-NON-00002 28/11/2020

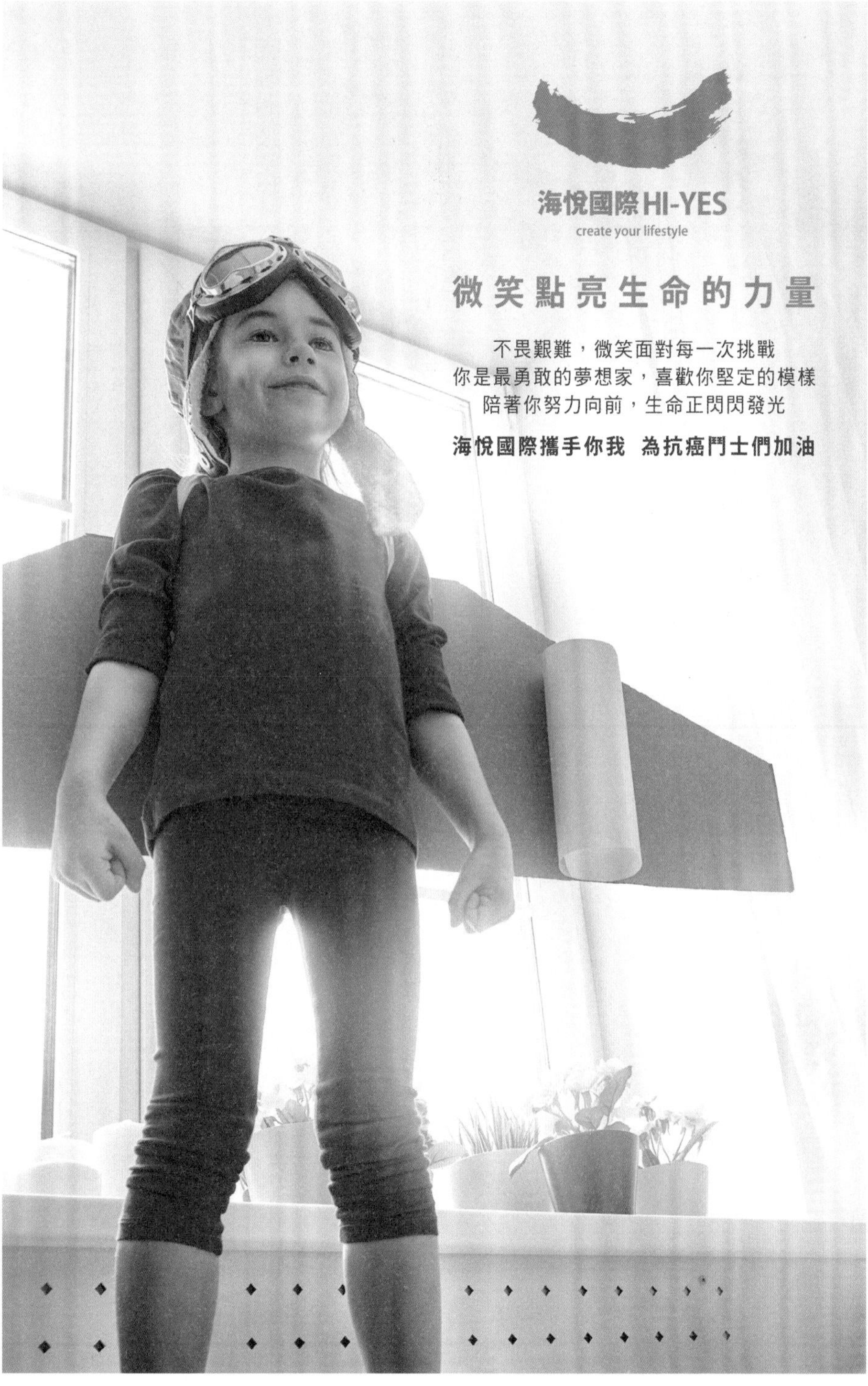
海悅國際HI-YES
create your lifestyle
微笑點亮生命的力量
不畏艱難，微笑面對每一次挑戰
你是最勇敢的夢想家，喜歡你堅定的模樣
陪著你努力向前，生命正閃閃發光
海悅國際攜手你我 為抗癌鬥士們加油

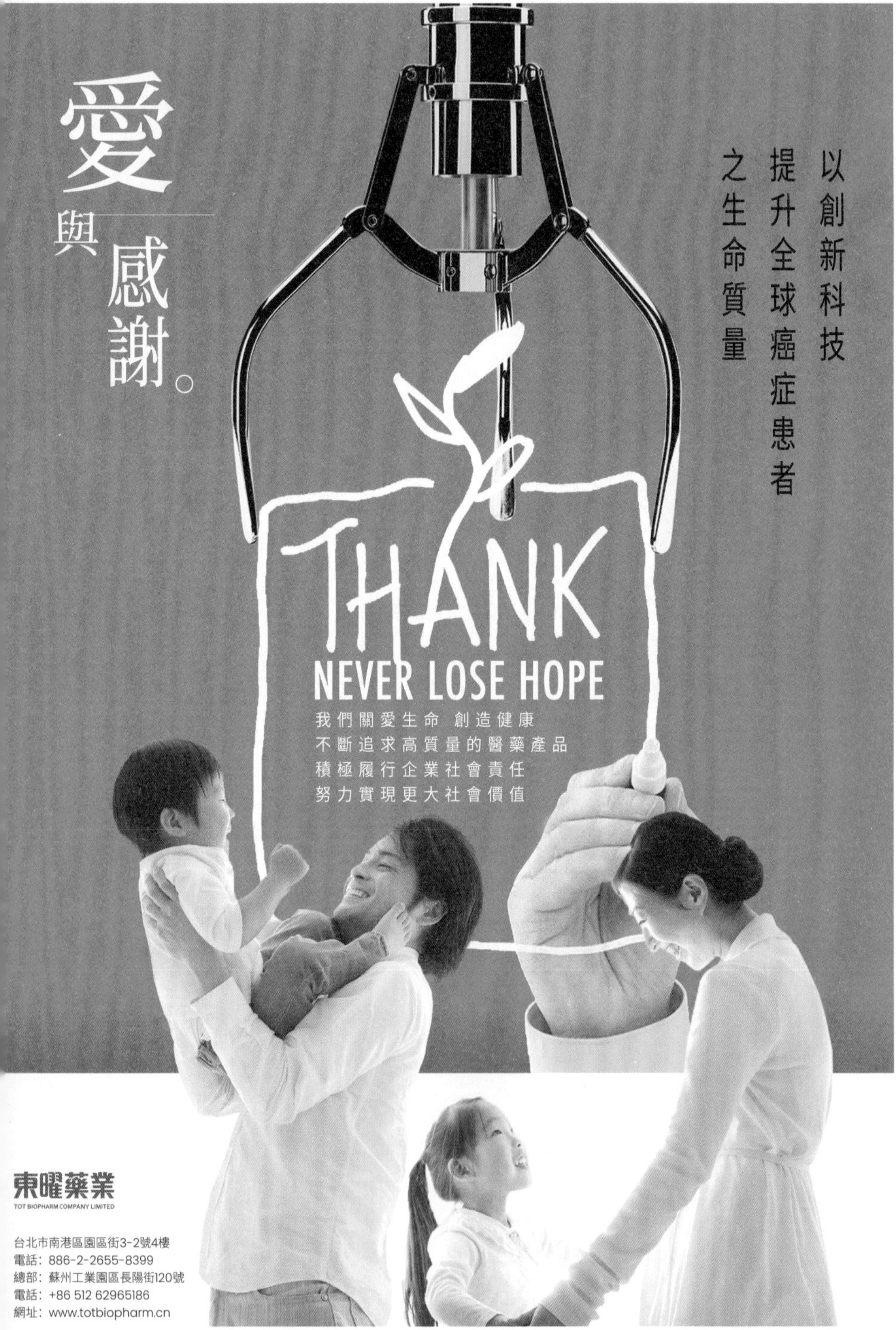
愛與感謝。
以創新科技
提升全球癌症患者
之生命質量
THANK
NEVER LOSE HOPE
我們關愛生命 創造健康
不斷追求高質量的醫藥產品
積極履行企業社會責任
努力實現更大社會價值
東曜藥業
TOT BIOPHARM COMPANY LIMITED
台北市南港區園區街3-2號4樓
電話：886-2-2655-8399
總部：蘇州工業園區長陽街120號
電話：+86 512 62965186
網址：www.totbiopharm.cn

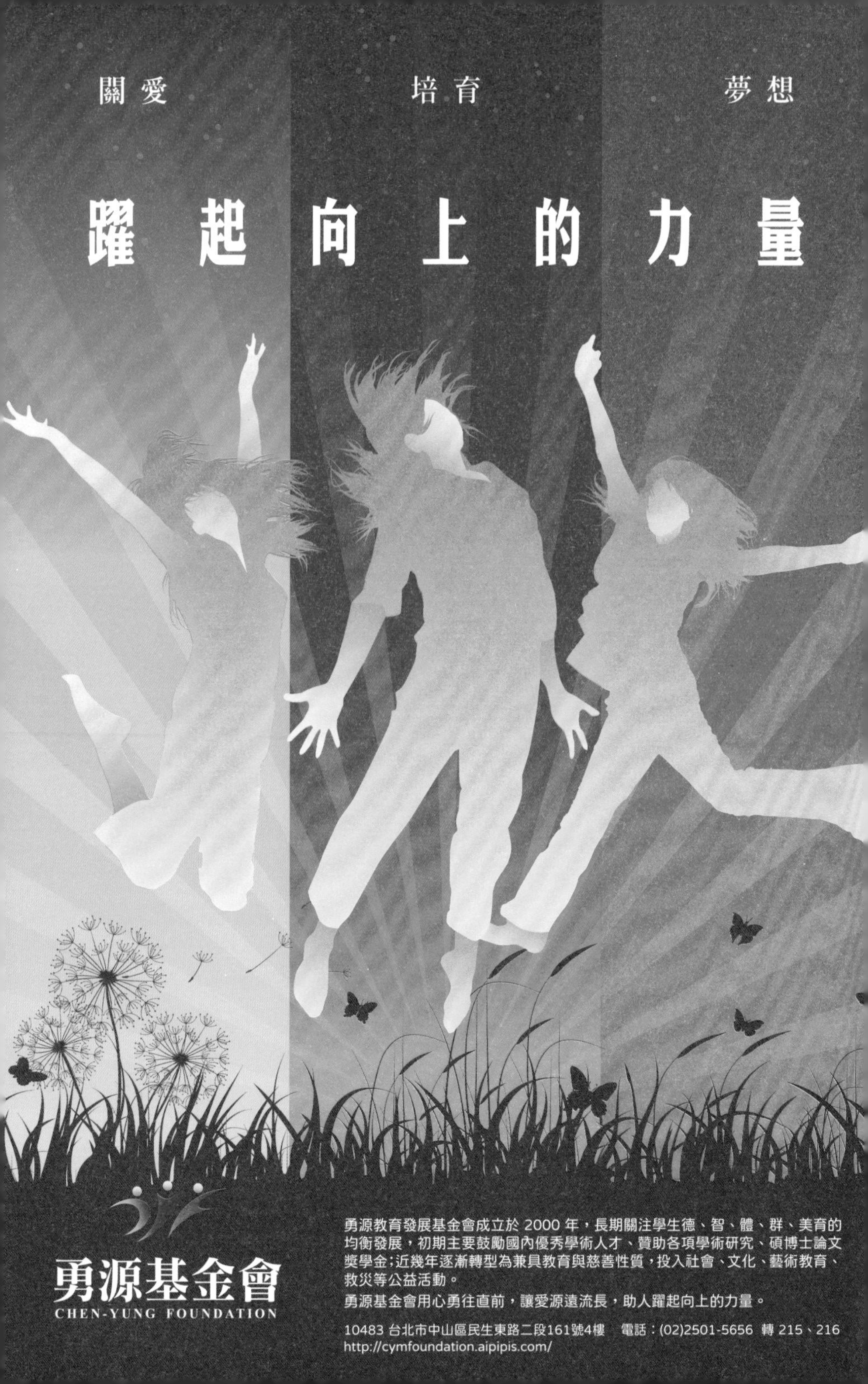
關愛
培育
夢想
躍起向上的力量
勇源基金會
CHEN-YUNG FOUNDATION
勇源教育發展基金會成立於 2000 年，長期關注學生德、智、體、群、美育的均衡發展，初期主要鼓勵國內優秀學術人才、贊助各項學術研究、碩博士論文獎學金;近幾年逐漸轉型為兼具教育與慈善性質，投入社會、文化、藝術教育、救災等公益活動。
勇源基金會用心勇往直前，讓愛源遠流長，助人躍起向上的力量。
10483 台北市中山區民生東路二段161號4樓　電話：(02)2501-5656 轉 215、216
http://cymfoundation.aipipis.com/

國家圖書館出版品預行編目資料

我也曾經不勇敢：解密精準醫療，個人化抗癌新趨勢 / 財團法人台灣癌症基金會編著 .-- 第一版 .-- 臺北市：博思智庫股份有限公司，民 110.1 面；公分

ISBN 978-986-99018-9-5（平裝）

1. 癌症 2. 治療學

417.8　　109019120

GOAL 35

我也曾經不勇敢

解密精準醫療，個人化抗癌新趨勢

發行單位　財團法人台灣癌症基金會
總召集人　彭汪嘉康
總 編 輯　賴基銘｜蔡麗娟
專案企劃　莊婷蓉
專家協力　賴基銘｜呂隆昇｜邱仲峯｜陳瑞麟｜趙祖怡｜廖敏華
文字協力　王常怡｜李宜芸｜張傳佳｜趙　敏｜莊婷蓉
文字校對　馬吟津｜游懿群｜莊婷蓉

編　　著　財團法人台灣癌症基金會
主　　編　吳翔逸
執行編輯　陳映羽
專案編輯　千　樊
美術主任　蔡雅芬

發 行 人　黃輝煌
社　　長　蕭艷秋
財務顧問　蕭聰傑
出 版 者　博思智庫股份有限公司
　　　　　財團法人台灣癌症基金會
地　　址　104 台北市中山區松江路 206 號 14 樓之 4
　　　　　105 台北市松山區南京東路五段 16 號 5 樓之 2
電　　話　（02）25623277 ｜ （02）87879907
傳　　真　（02）25632892 ｜ （02）87879222

總 代 理　聯合發行股份有限公司
電　　話　（02）29178022
傳　　真　（02）29156275
印　　製　永光彩色印刷股份有限公司

第一版第一刷　西元 2021 年 1 月

定價 280 元　ISBN 978-986-99018-9-5　

◎本書部分經費由勞動部、教育部、衛生福利部國民健康署、客家委員會、衛生福利部社會及家庭署補助

博思智庫股份有限公司
博思智庫粉絲團　Facebook.com/broadthinktank